# 오늘부터 채식주의

# 오늘부터 채식주의

1판 1쇄 인쇄 2025년 10월 12일
1판 1쇄 발행 2025년 10월 23일

지은이 김윤선
펴낸이 김태인
펴낸곳 루미의 정원

출판등록 2025년 6월 5일 제551-90-02337호
주소 경기 안양, 만안구 안양천서로 177, 205 - 802호 (14038)
대표전화 010-2630-1517   이메일 rumigardenbooks@naver.com

ISBN 979-11-993232-1-6  13590

이 책은 저작권법에 따라 보호받는 저작물이므로 무단 전재와 무단 복제를 금합니다.
책 내용의 일부 또는 전부를 재사용하려면 반드시 루미의 정원의 동의를 얻어야 합니다.
잘못 만들어진 책은 구입하신 서점에서 교환해드립니다.

이 책은 KC마크, 친환경 콩기름 인쇄로 제작되었습니다.

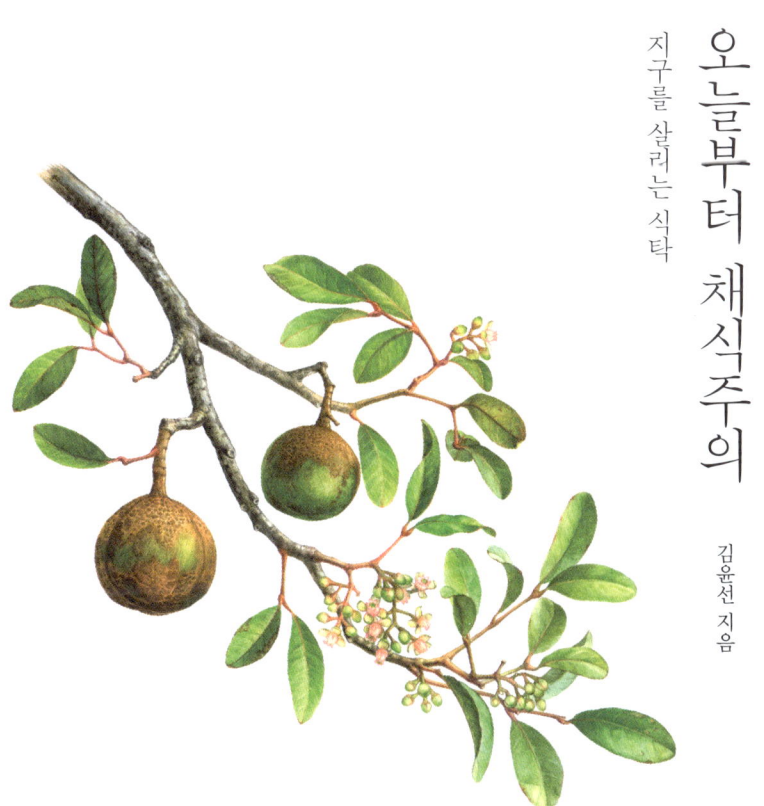

지구를 살리는 식탁

# 오늘부터 채식주의

김윤선 지음

루미의 정원

**차례**

작가의 말 • 7

**1부 생각들 너머 식탁**

가지가지 귀한 가지 • 12   소만小滿과 참외 • 15   두부의 위로 • 18   녹두는 연두 • 22   편애하는 팥 • 25   봄동 예찬 • 28   당근 하나로 김밥 • 32   오이를 말리면 생기는 일 • 35   밥상의 단골손님, 콩나물 • 39   내공이 필요한 '열무김치' • 41   '된장찌개'는 기본이 아니다. • 45   '김장'이라는 예술 • 49   미역샐러드 • 53   비상식량, '주먹밥' • 55   바나나 리퍼블릭 • 58   '채소 썰기'는 그리트처럼 • 61   갈망을 부르는 메밀소바 • 64   '편견' 있는 샌드위치 • 66   내일 아침에 요거트 먹을 생각 • 70   인생, 8할이 오트 라테 • 73   겨울 숲에서 '마살라 짜이' • 76   제갈량의 만두 • 79   보약 채소탕 • 83

**2부 연민주의자들**

피타고라스 Pythagoras • 88   호아킨 피닉스 Joaquin Phoenix • 93   파라마한사 요가난다 Paramahansa Yogananda • 96   다이애나 황태자비 Diana Frances Spencer • 100   존 로빈스 John Robbins • 104   안토니 가우디 Antoni Gaudi • 109   레프 톨스토이 Leo Tolstoy • 112   레오나르도 다빈치 Leonardo Da Vinci • 117   배우 임수정 씨 • 121   폴 매카트니 Paul McCartney와 린다, 그리고 스텔라 • 127   Jay • 134   Kez • 139   헬렌 니어링 Helen Nearing • 144   빈센트 반 고흐 Vincent van Gogh • 147   틱낫한 Thich Nhat Hanh 스님, 바나나 잎에 싼 주먹밥 • 152

**3부**

**이토록 사소한 순간들**

오리 생각 · 158　다행이다 · 162　꺾인 풀꽃을 보다가 · 165　참는 마음 · 168　도토리는 청설모의 것 · 172　지혜는 발로부터 오는 것 · 176　나는 누구, 여긴 어디? · 179　다정한 타인들 · 183　어느 날의 비싼 고구마 점심 · 188　앙리 루소와 비건 타이거 · 193　'물고기' 말고 '물살이' · 197　내일 지구의 종말이 온다면 사과나무를 심을 수 있을까? · 200　실험실로 출근하는 토끼 · 204　축제 전 '임무 해제' 되는 생명들을 추모하며 · 207　이 겨울, '새벽이'가 왔다. · 211　이번 여름에 한 생각 · 215　마요네즈 한 병 때문에 · 221　레트로 33과 33데이 · 225

**4부**

**직접 만들어 본 비건 요리 레시피**

당근 하나로 김밥 · 232　비건 샌드위치 · 234　파프리카 실파 강회 · 236　봄동 간장 비빔메밀 · 238　채소 듬뿍 물냉식 메밀 · 240　인도식 난이 먹고 싶은 날, 카레와 통밀 토르티야 · 242　보약 채소탕 · 244　채소찜 · 246　아몬드 밀크 · 248　두부 마요네즈 · 250　비건 초밥 도시락 · 252　채식 왕만두 전골 · 254　채소 잔치 잡채 · 256　비건 아이스크림 · 258　녹두 부침개 · 260　왕 주먹밥 도시락 · 262　케일 쌈밥 · 264　젓갈 없는 김치 속 · 266　채수 된장찌개 · 268　미역 샐러드 · 270

참고한 도서와 영상 · 272

**작가의 말**

# 나 아닌 것들이 내가 된다는 것

 동물의 착취로 이뤄지는 것들의 소비가 싫어 선택한 '비건 채식 생활'이라 해도, 완벽히 지키며 살기란 사실 어렵습니다. 길을 걷다가 나도 모르게 개미와 지렁이를 밟을 수도 있겠지요. 어디 그뿐인가요? 유기농 채소의 연한 잎을 좋아하는 애벌레가 숨어든 줄도 모르고 '와그작' 씹어 삼킬 가능성은 늘 열려 있으니까요.

 문득 아침이면 먹는 사과 한 알이 내 앞에 오기까지를 떠올려 봅니다. 과수밭이 보이고, 막 피기 시작한 희맑은 사과꽃송이들, 햇살과 비와 구름 새벽이슬도 보입니다. 꽃송이 끝에 매달린 작은 사과 열매가 센바람에 떨어질까 노심초사하는 농부의 마음결. 마침내 빨갛게 익은 사과를 수확하는 손길과 땀방울들까지. 그 후에도 수많은 손길을 거쳐서 온 소중한 사과 한 알입니다.

 운이 좋게도 '고양이와 요가 명상'이 삶 속으로 들어오고 난 후로부터 모든 게 잘 이해되기 시작했습니다. 내 고양이와 마찬가지로 감정을 생생히 느끼는 동물들을 단지 내 혀 위에 올리기 위해 끔찍한 과정에 몰아넣는다는 것의 모순을 보았습니다. '공존과 연결'에 대한 어느 날의 각성은 '사과 한 알'이 내 몸속에 들어와 건강한 나를 이루게 되는 원리를 직관적으로 이해하게 된 셈입니다.

세계적으로 권위 있는 '월드 워치 연구소'의 보고서에 따르면 '축산업이 방출하는 온실가스가 전 세계 온실가스의 약 51%에 육박한다'고 합니다. 축산업은 단일 산업으로 가장 많은 온실가스를 내뿜는다는데, 최근 들어 늘어나는 산불과, 가뭄, 홍수 등이 다 이와 무관한 일은 아닐 거라는 합리적 추론을 해 보게 됩니다. 2009년의 보고서이니 현재의 수치는 더 올라갔을지도 모르겠네요.

누가 시켜서 하는 일을 좋아할 사람은 세상에 없을 것입니다. 그런데 『오늘부터 채식주의』라니! 선동과 권유, 혹은 강요로 느껴질 법한 제목을 붙이게 될 줄을 저조차 몰랐습니다. 채식하면 건강에도 좋고, 지구 환경과 기후 위기 해결에도 도움이 된다는 합리적 근거가 있어도, 싫으면 안 합니다. 심지어 한 지붕 아래 사는 가족조차도 채식파와 육식파가 서로의 다름을 인정하며 살아야 공존할 수 있습니다. 우리 집도 그렇습니다.

채식 생활을 시작하면서 환절기가 되면 친구처럼 달고 살던 감기도 언제부턴가 남 얘기가 되었습니다. 새벽마다 혼자 깨어나 앓던 역류성 식도염도 모르는 사이에 사라졌지요. 더 놀라운 건 불안과 부정적 감정들이 훨씬 줄어들었고, 대신에 '감사하는 마음'의 자리가 늘어났다는 것입니다. 당연한 줄 알고 먹어왔던 일상의 먹을거리들에게는 물론, 나를 살리는 그 모든 순간 속 존재와 에너지들에게조차도 고마워할 줄 아는 마음이 생겨났습니다.

이 작은 책이 강요가 아닌, '다정한 권유'로 읽혔으면 좋겠습니다. 먼저 시작한 사람으로서, 해 보니 너무 좋아서, 이 좋은 걸 혼자만 알고 있기가 미안해서 하는 착한 오지랖 같은 권유 말입니다. '비건 채식'으로의 전환 후 더 건강해지고, 더 '천천히 늙어가는 보통 사람의 감정 일기'라고 봐주셔도 좋겠습니다.

공존의 가치가 존중받는 더 나은 세상을 기다리며, 한 사람의 '완벽한 비건'보다는 10명의 '채식주의자'가 늘어나기를 바라는 마음이 있습니다. 17년 차 윤리적 비건인 필자가 책 제목에 '비건' 대신 '채식'을 넣은 이유도 그 때문이었습니다. 부족하면 부족한 대로 시작하는 첫걸음을 환영합니다. 일상에 희미하게 스며드는 한 줄기 빛처럼, 고통이 없는 식재료들이 전해주는 순하고 아름다운 에너지를 함께 느끼고 싶습니다. 그리하여 '점점 더 아름다워질 당신의 채식주의 생활'을 응원합니다!

2025년 초가을에 저자

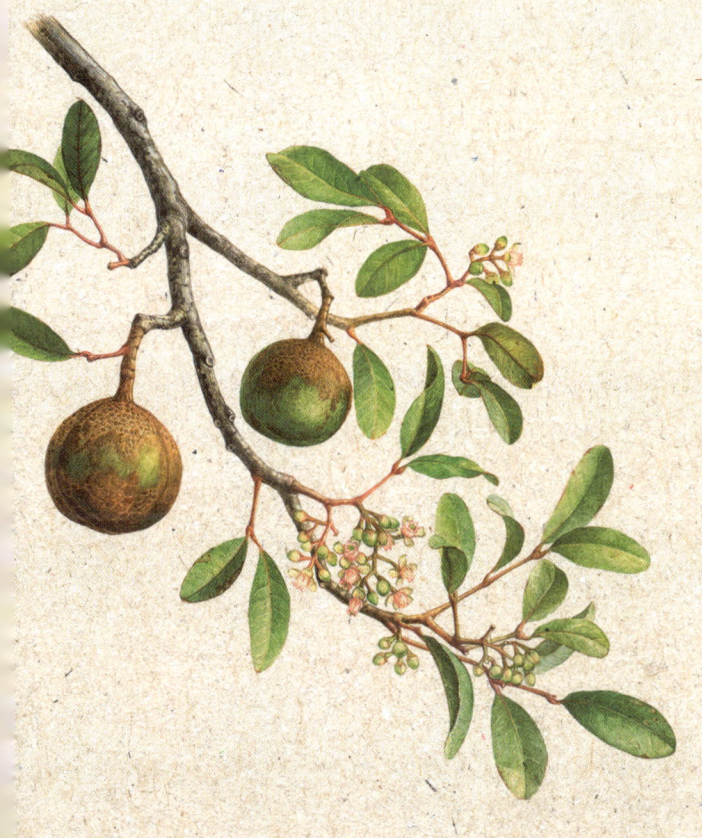

1부

식탁 너머 생각들

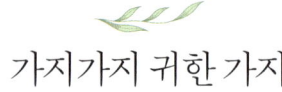
# 가지가지 귀한 가지

    싱싱하게 반짝이는 보랏빛 가지를 보면 나도 모르게 집어 들게 된다. 가지로 무얼 해 먹을 생각이 없어도 그 예쁜 가지를 그냥 지나쳐 오기란 쉽지 않기 때문이다. 그러고 보니 어릴 때도 그랬다. 텃밭을 지나다 마주치는 보랏빛 가지들은 조롱조롱 매달려 반짝거렸다. 나는 자주 반짝이는 가지의 보랏빛에 눈길을 빼앗겼지만, 생가지를 앵두 따 먹듯 바로 입에 넣지는 않았다. 살짝 떫은 생가지의 맛을 아는 시골 아이의 한때가 아득히 멀고도 가깝게 느껴진다.

    어린 날 엄마가 차려주는 여름 밥상에도 늘 가지가 있었다. 열 십자로 자른 가지 사이에 약간 매운 양념을 채워서 보글보글 찐 가지찜이 그것이었다. 그걸 맛있게 먹었는지, 아닌지는 이제 아득해졌다. 하지만 호박잎쌈과 가지찜이 내 어리던 여름날을 지켜주던 고마운 채소들이었다는 것은 선명히 기억된다. 요즘 들어서야 사철 어느 때나 먹을 수 있게 된 가지이지만 그 무렵의 여름에 먹던 가지 맛과는 비할 수 없으리라.

오늘날 가지는 그가 갖고 있는 수많은 장점에도 불구하고 적절한 대우를 받지 못하고 있다. 내 경우의 예를 들어보자. 영양 많고 쓸모 많지만 구하기 쉬운 가지를 귀하지 않게 대해 온 적이 적잖았음을 고백한다. 무심코 집어 들고 온 가지의 보라 빛깔이 탁해질 때까지 냉장고 채소 상자에 넣어두기만 한 적도 많다. 이미 빛을 잃어 시들어 버린 가지를 볼 때만 미안해지는 마음이라니, 그러다 요리를 못하고 쓰레기통으로 향하게 하는 일은 정말이지 피해야 할 일이었다.

변변한 밥반찬이 없을 때 가지가 있다면, 어슷하게나 세로로 길게 잘라 팬에 구워 양념장을 끼얹기만 해도 반찬 한 가지가 완성된다. 시간과 요리할 마음이 허락한다면 가지를 찜통에 살짝 쪄낸 후 살살 결대로 찢어 양념해서 먹어도 좋다. 생가지를 소금에 살짝 절여 수분을 날린 후 튀김옷을 입혀 기름에 튀겨 초간장에 찍어 먹기도 한다. 최근에 가본 일식 비건 식당에서는 '장어' 대신 가지로 장어 맛을 만들어 내서 놀라웠는데, 이를테면 장어를 쓰지 않은 비건 장어 초밥이었다. 맛도 모양도 정말 환상적이었다.

이제 웬만해서는 아무리 예쁜 가지를 만나도 즉흥적으로 사지 않는다. 그러다 일단 가지가 필요해서 사 온 후에는 최대한 빨리 싱싱할 때 요리해서 먹는다. 가지는 정말이지 '가지가지' 방법으로 해 먹어도 질리지 않는 채소이다. 특히나 요즘처럼 채소 가격이 비쌀 때 착한 가격을 유지하는 겸양의 자세를 지키고 있는 영양 많은 보랏빛 가지가 더없이 귀하고 고맙기만 하다.

## 소만小滿과 참외

'소만(小滿)'은 음력으로 4월, 양력으론 5월 중순에 해당하는 24절기 중 하나다. '한국 민속 대백과 사전'에서 소개한 '소만'에 대한 설명이 듣기에도, 쓰기에도 좋아서 요약해 소개해 본다. '소만에는 씀바귀 잎을 뜯어 나물을 해먹고, 냉이가 없어지고 난 후 여름의 문턱에 들어서 본격적인 농사가 시작되는 계절로, 참외 맛이 좋아지는 때'라고 나와 있다. 참외는 더위가 절정에 이르는 때인 '대서'에 먹는 과일로도 알려졌지만, 요즘은 5월 무렵부터도 잘 익은 참외를 먹을 수 있게 되었다. 외출에서 돌아와 냉장고 문을 막 열었을 때 노란 빛깔의 달고 시원한 참외가 보이면, 이미 갈증의 반이 사라지는 것만 같다.

오늘도 오전에 반 개, 오후에 한 개 맛있는 참외를 먹고 난 후 어릴 때 보았던 참외를 떠올려 본다. 여름이면 수돗가에 '찰랑찰랑'

받아놓은 갈색 통 안 맑은 물속에 샛노란 참외들이 있었다. 참외의 빛이 어쩜 그리도 맑은 노랑 빛이었는지 지금도 생생하다. 밭에서 따오거나 시장에서 사 온 싱싱하고 따뜻한 참외들은 물속에서 시원하게 맛있어지는 중이었다. 한입 베어 물면 달콤하고도 아삭한 참외 맛이었다. 여름에 우리 집 우물가에 참외가 떨어지지 않던 걸로 보아 사실은 엄마도 참외를 무척 좋아하셨나 보다.

결혼 초, 남편의 장기 교육으로 친정집에 들어와서 산 적이 있다. 그러던 중 친정엄마와 함께 시댁에 방문할 일이 있었다. 엄마는 시댁 방문 선물로 최상품의 참외 1박스를 준비하셨다. 지금도 기억날 정도로 매우 신중하게 사돈댁에 드릴 좋은 참외를 선별해 구입했다. 참외의 빛깔과 향이 이렇게도 아름답고 달콤하구나. 감탄이 절로 나올 만큼 좋은 참외 한 상자였다.

그때 그 비싼 최상의 참외의 맛을 봤었던가, 아니었던가? 먼 기억 속이다. 다만 시간이 그렇게 많이 흘렀음에도 또렷해지는 건 당신도 참외를 참 많이도 좋아했었구나, 하는 거다. 딸의 시댁에 가져갈 최고로 좋은 참외를 고르기 위해 심사숙고했을 살뜰한 그 마음이 이제야 느껴지는 것만 같다. 당신을 위해서 허튼돈 한 번을 쓰는 걸 보여주지 않던 살림꾼이었단 걸 잘 알기에 그때 그 참외 한 박스가 얼마나 귀한 마음이었을지 선명히 다가온다.

운이 좋게도 여름 내내 나는 또 얼마나 많은 참외를 먹게 될지, 참 고마운 일이다. 먹고 싶으면 언제든 참외를 사 먹을 수 있는 것도, 여전히 참외를 심고 가꾸어 내놓는 농부의 손길은 더욱 더 그렇다. 참외를 이용한 요리법을 비롯해, 요즘은 참외를 깨끗이 씻어 껍질째 먹는 게 더 좋다는 정보도 들어 알게 되었다. 좋아하는 참외를 귀하게 나누고 싶어, 특별히 더 좋은 참외를 고르던 그 여름 내 어머니의 마음결만큼이나 예쁜 '소만'의 계절이다.

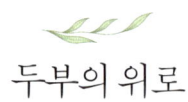

# 두부의 위로

"당신은 '두부가 없는 세상'을 생각해 본 적이 있나요?" 꿈에서도 생각해 본 적이 없는 나는 문득 두부에게 '위로'라는 별명을 붙여주고 싶다. 희고 연하고 말랑거리는 두부의 식감은 부드럽고도 순한 맛이다. 예로부터 우리나라에는 감옥살이 후 세상을 향해 첫발을 내딛는 이에게 검은 봉지에 싸 온 흰 두부를 베어 먹이는 의식이 있다. 요즘 들어서는 사라지고 있는 풍속이라지만, 죄를 다 씻고 나왔으니 흰 두부처럼 깨끗한 새사람이 되라는 의미일 것 같아 충분히 공감된다.

한편으로 식물성 단백질의 보고인 두부는 내 비건 인생에서도 없어서는 안 될 귀인 같은 존재라 할 수 있다. 고마움을 잊은 채 살아가다가도 두부를 굽다가 문득 깨닫고는 한다. 양면을 골고루 노릇하게 구워 양념장을 끼얹어 먹는 두부구이는 어느 화려한 요리에 견주어도 뒤지지 않는다. 이렇듯 두부 요리는 공들이지 않고도 맛이나 영양 면에서 실망을 주지 않는 믿음직스러운 구석이 충분하다.

　잘 익은 배추김치와 두부만 있으면 해 먹을 수 있는 '두부김치조림'은 전골 느낌 내기 좋은 간편한 일품 두부 요리다. 냄비 바닥에 김치를 썰어 먼저 깔고, 도톰하게 자른 두부를 올린 후 양념간장을 살짝 끼얹어 끓이기만 하면 된다. 어디 그뿐인가? 된장찌개에서도 두부의 역할은 유종의 미를 거두는 필수 재료라 할 수 있다. 다시마 한 잎을 쌀뜨물에 넣고 끓여 채수를 준비한 후, 채소를 듬뿍 넣어 끓이다가 된장을 풀고 마지막에 두부 한 모를 썰어 넣으면 채수 된장찌개의 완성! 세상에 두부가 없었다면 만나지 못했을 특별하진 않아도 영양균형 잘 잡힌 순하고 만만한 음식들이 참 소중하다.

　수분을 뺀 으깬 두부에 김치와 삶은 당면을 다져 넣고 갖은 양념을 해 속을 만들어 만두 속에 넣으면 담백한 '두부 김치만두'가 된다. 두부의 물기를 키친타올로 눌러 뺀 후 최대한 얇게 썰어 팬에 노릇하게 부쳐 햄 대신 샌드위치 속에 넣으면 '두부 샌드위치'가 된다. '시금치 된장국'에도 마지막에 두부를 송송 작게 썰어 넣어주면 모양도, 맛도 더없이 좋다. 이처럼 '두부'는 '새하얀 백지'처럼 어디에나 잘 어울리는 요리로 탄생할 준비가 되어 있는 '미지의 세계'와도 같다.

내가 어릴 때 어머니는 바쁜 시기가 아니면 늘 두부를 집에서 직접 만들었다. 일종의 행사일과도 같은 대대적인 규모의 '두부 만드는 날'이었다. 두부를 만드는 데 필요한 그릇은 대부분 크고 넓은 것들이었다. 긴 시간 함지박의 물에 불린 흰콩을 건져 옮기고 맷돌로 가는 과정도 꽤 복잡해 보였다. 그것을 다시 큰 솥에 부어 끓이고 식히는 과정은 쉽지 않은 노동이었을 텐데 힘들어하시는 불평과 푸념을 들은 기억이 없다.

그날의 절정은 새하얀 광목천 자루에 갓 끓인 뜨거운 두부물을 들이붓는 순간이었다. 어린 눈에도 그 광경은 매우 조심스럽고 신기해 보였다. 한 방울의 콩물이라도 흘릴까 조심스럽게 미간을 찌푸린 아주머니들은 뜨거운 천 모서리를 붙잡고 있었다. '두부 만드는 날', 집 안에는 안개처럼 뽀얀 수증기와 은근한 열기가 넘쳐났다. 뭉근하게 잘 익은 콩에서 피어나는 구수한 향은 온 집 안을 가득 채웠다. 마침내 긴 기다림 끝에 엄마의 부엌에서 탄생하는 말랑거리는 하얀 두부 한 판! 신비롭고도 아름다운 장면이었다.

두부에 관해 쓰다 보니 서울의 해방촌 언덕 끝에 있는 '바이 두부'라는 비건 식당이 떠오른다. 주재료가 두부라서 바이 두부라고 이름 지었을까? 수년 전 첫 방문 하던 날, 마침 손님이 적어 사장님과 짧은 이야기를 나눈 기억이 있다. 우연히 소의 눈동자와 마주친 이후, 비건 라이프를 선택하게 되었고, 결국엔 비건 식당까지 열게 되었다는 창업 스토리였다. 두부에 신선한 야채를 곁들인 바이 두부의 두부 메뉴들은 생각만 해도 입 안에 침이 고일 만큼 중독성이 있다. 못 가본 사람은 있어도, 한 번만 가본 사람은 없을 정도로 많은 사랑을 받는 두부를 기반으로 한 해방촌의 유명 '비건 식당'이다.

두부는 한꺼번에 많이 사놓아도 괜찮다. 냉동실에 쟁여두고 요리하기 하루 전 냉장실에 옮겨 놨다 녹여서 쓰면 되기 때문이다. 이렇게 얼렸다 녹는 과정에서 수분이 빠져나간 후 두부는 더욱 더 단단한 고단백 덩어리가 된다. 이 외에도 연두부, 순두부를 비롯해 곁에 두고 먹는 두부가 없는 세상이란 상상이 되지 않는다.

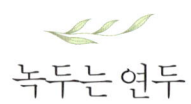

# 녹두는 연두

 '녹두'는 서리태나 백태에 비해서 알갱이가 작은 연녹색의 콩이다. 초록 물감에 상앗빛 물감을 섞으면 나올 것 같은 부드러운 녹색 빛이 참 예쁘다. 하지만 나는 사실 이 특별한 녹두 빛의 진가를 최근 들어서야 알아보게 되었다. 붉은 팥이며, 검은콩이며 녹두며 자연의 재료들이 품고 있는 그 빛깔들이 그렇게 아름답다는 걸 어릴 땐 미처 몰랐었다. 이것이 나이 들어 생긴 지혜라면, 아름다움을 알아보는 눈이 생겼다는 것이니 나이 듦이 꼭 나쁜 것만은 아니라는 생각을 해 본다.

 녹두는 예로부터 '100가지 독을 치유하는 천연 해독제'로 불렸다. 체내의 독성 물질을 배출시키는 데 탁월한 효과는 물론 신진대사를 촉진해 유독 물질을 막아주는 등의 해독 능력이 뛰어나기 때문일 것이다. 실력과 고집을 갖춘 우리 집안과 친분이 두터운 한의사께서는 해독이 필요할 경우 한약을 지어주시지 않는다. 환자가 아무리 약을 지어달라고 해도 한약이 받지 않을 몸에 약을 쓰는 것은 무용하다는 원칙을 지킨다. 그 대신 약을 먹기 전에 먼저 녹두 물을 달여 먹을 것을 처방하기도 한다. 연둣빛 보석과도 같은 녹두는 그 몸집은 작지만, 쓸모와 가치는 그 어떤 콩에 비해 뒤지지 않는다는 것을 알 수 있는 부분이다.

녹두가 특별한 또 다른 이유는 시민 운동의 전신인 '동학운동' 에서부터 비롯된다. 동학의 선봉자이신 '전봉준' 동학농민운동 지도자는 어린 시절 체구가 작아 '녹두'라는 별명으로 불렀다 한다. 19세기 후반 조선은 나라 안팎으로 큰 혼란을 겪고 있던 시기였다. '녹두장군(綠豆將軍) 전봉준'은 지방관의 수탈로 고통을 겪는 백성들을 위해 대 항거를 이끄신 분이다. '조국'을 위해 일으킨 위대한 농민운동은 실패로 돌아가 관련자들이 몰살당하는 결과를 가져오게 되었다. 그런데 아이러니하게도 그 실패의 원인이 그들이 목숨 바쳐 지키려던 조국인 '조선 정부'의 외면과 양반 지배층의 방해 때문이었다고 한다.

이토록 특별한 녹두로 만드는 '녹두부침개'는 내가 정말 좋아해서, 유래나 영양 정보를 알기 훨씬 이전부터도 자주 먹던 음식이었다. 내 어머니가 좋아해서 자주 해 먹던 녹두부침개를, 내 외할머니께서도 좋아하셨음이 분명하다. 우리 세 자매 역시 녹두부침개를 좋아하고, 조카들과 내 아이들도 좋아하는 걸 보면 말이다.

 긴 시간을 지나온 '녹두부침개'야말로 일종의 K푸드라는 생각을 해 본다. 어느 정도의 시간과 정성을 기울여 느리게 완성되는 음식이다. 따라서 귀하디귀한 녹두에게 바치는 이 정도의 수고로움은 당연하다는 생각이 든다. 먹은 지 얼마나 되었다고 녹두부침개를 문득 또 먹고 싶어진다. 내일 부쳐 먹으려면 오늘 밤부터 단단한 녹색의 콩을 물에 불려야 한다. 껍질이 잘 벗겨지도록 기다려야 한다. 거피가 된 부드러운 녹두는 그대로 블렌더에 갈아서 반죽을 준비하는 게 기본 과정이다.

 녹두 부침 반죽에는 쌀가루나 다른 부침가루를 섞지 말아야 주재료인 녹두의 맛을 더 잘 느낄 수 있다. 순도 100%의 녹두 반죽에 숙주나물과 애벌 양념한 김치, 고사리와 대파 등을 넣는 게 주로 명절에 부쳐 먹는 일반적 녹두부침개다. 물론 김치와 대파 등만 넣고 부쳐도 녹두부침개는 맛있다. 흔히 겨울철 별미로 즐겨 찾지만, 사실 사계절 언제 먹어도 변함없이 맛있는, 그야말로 내가 사랑하는 맛이다.

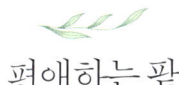
# 편애하는 팥

 나는 팥이 정말 좋다. 단팥빵은 물론, 호빵도 야채보다는 단연코 팥빵이 좋다. 콩죽보다는 팥죽이, 오곡밥에도 붉은 팥이 들어가야 오곡밥답다는 생각이 들 정도다. 그뿐이 아니다. 참다가 홀린 듯 사 먹고야 마는 튀김 도넛도 팥이 듬뿍 들어간 팥 도넛을 최소 두 개 이상 사 먹는다. 두툼한 멥쌀 팥시루떡, 달콤한 국산 팥앙금이 들어간 흰 찹쌀떡도 맛있다. 적정선을 지키지 못하면 뱃살과 아주 친해지기 쉬운 위험한 친구들이라는 공통점을 갖고 있으나, 포기하기가 쉽지 않다.

 '동지'는 24절기 중 밤이 제일 길어지는 때로 내가 좋아하는 팥죽을 마음껏 먹는 날이다. 문득 이 무렵이면 집안에 진동하던 팥 냄새와 함께 엄마의 팥죽이 생각난다. 그때 우리 집에서 쑤는 '동지 팥죽'의 양은 어린 내 눈에 실로 어마어마했다. 부엌의 검은 무쇠 가마솥에서 끓고 있는 붉은 팥죽은 동화 속 마녀의 수프처럼 보였다. 넉넉한 시간 속에서 마음 놓고 푹 잘 익은 팥에서는 입맛을 돋우는 좋은 향이 났다. 종일 불을 지피느라 집안에 채워진 열기가 집 밖으로 널리 퍼져나갈 무렵, 문밖의 어둠은 팥죽색보다 더 짙게 보였다. 엄마는 뜨거운 팥물을 집의 몇 군데에 뿌리고 난 후 곳곳에 팥죽 한 사발씩을 두고 오셨다.

나는 결코 팥죽 쑤는 날의 은근하고도 진한 팥의 향기와 행위들에 대해 온전히 이해하지는 못했다. 누구도 왜 그러는지 설명해 주지 않았지만 궁금하지 않았고, 그날의 열기가 싫지는 않았다. 한바탕의 주술 같은 의식이 끝나고 난 후에야 둥근 상에 식구들이 둘러앉아 팥죽을 먹었다. 하얗고 말랑한 찹쌀 경단이 가득 든 팥죽을 먹을 때면, 시원한 동치미 한 사발과 작은 설탕 종지도 함께 있었다.

단맛이 좋은 어린이는 팥죽이 달달해지도록 백설탕을 듬뿍 넣어 먹었다. 그땐 누구도 백설탕의 해로움에 대해 말하는 사람이 없었다. 부드럽고 쫄깃한 흰 찹쌀 경단이 그렇게 맛이 좋을 수가 없었다. 그 맛이 뇌리에 박혀서인지 나는 어른이 되어서도 단팥죽보다는 찹쌀 새알심이 듬뿍 들어간 '동지 팥죽'을 좋아하게 되었다.

도시에 나와 살며 나는 '팥'에도 '동지 팥죽'에도 별 관심이 없는 사람으로 살았다. '팥'은 금세 잊혀져가는 하찮은 콩 한 알에 불과했다. 참 이상하게도 어느 정도의 시간이 흐르고 나자, 그동안 내가 '팥'을 잊고 있던 게 아니었다는 것을 알게 되었다. 어느 날 갑자기 문득 그 작은 한 알, 한 알이 그리 소중하게 느껴지기 시작한 것이다. 심지어 나는 이제 팥의 힘을 믿는 사람이 되었다. 팥 없는 세상이란 생각만 해도 아찔해진다. 팥은 정말 대단하다. 대단함을 넘어 위대하다. 그동안 얼마나 많은 '팥'을 먹어 치우며 살아온 인생인가. 그러면서 어떻게 단 한 번도 팥에게 진심으로 감사의 마음 전할 생각을 못 했단 말인가.

　이 세상에 팥이 들어가서 맛없는 음식은 없을 것 같다. 심지어 팥으로 메주를 쒀놔도 맛이 있을 것만 같다. 생각할수록 귀하고 소중한 우리 농산물 국산 팥에게 고마운 마음을 한가득 보낸다.

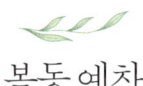
# 봄동 예찬

 '봄동'을 처음 보았을 때 나는 '배추꽃'을 떠올렸다. 아련한 기억 속의 연한 노랑의 그 작은 꽃은 바람에 흔들리고 있었다. 그런데 재밌는 건 실제로 배추꽃을 보았는지 아닌지보다는 '배추꽃'이라는 단어에 이끌려 떠오른 이미지였다는 거다. 펼쳐진 봄동 배춧잎이 꽃잎처럼 느껴져 커다란 '배추꽃'이라 불러도 좋겠다고 생각하게 되었다. 속이 빽빽하게 들어차야 상품에 속하는 배추와 달리 봄동은 잎 사이가 헐렁하다. 봄동이 잘 여문 배추가 되기 전, 배추의 청소년기쯤으로 알고 있던 나는 '봄동'과 '배추'는 씨 뿌리는 시기가 엄연히 다른 태생이란 사실도 최근에 알게 되었다. 요즘이야 계절의 구분 없이 볼 수 있는 봄동이지만, 겨울에 만나는 봄동은 새봄을 몰고 오는 전령처럼 느껴져 한층 더 특별하다.

 '봄동'은 배추와는 다른 여백의 미가 있는 채소다. 느슨함을 유지한 채 동그랗게 자리한 봄동 잎의 껍질은 얇고 씹는 맛은 아삭하다. 속이 다 들여다보이는 해맑음도 좋다. 그러니까 봄동은 배추가 되고 싶어 한 적이 없는 그 자체로 충분히 만족스러운 봄동일 뿐이라는 것이다. 대지와 가장 가까이 꽃을 피우듯 펼쳐진 봄동의 잎들에게선 야성의 기운이 느껴진다. 봄동에게서 느껴지는 야성의 기운은 순하고도 건강한 그 무엇이다.

사계절이 뚜렷한 우리나라에서만 볼 수 있을 것 같은 '봄동'은 참으로 귀하지만, 흔히 볼 수가 있어 귀함을 인정받지 못하는 채소이기도 하다. 산뜻하게 무쳐 먹는 생 겉절이나, 슴슴하게 끓이는 된장국에도 잘 어울리는 봄동이다. 또한 이미 펼쳐져 있는 봄동의 잎들이기에 쉽게 봄동 부침개로 부쳐 먹어도 맛이 좋다.

무채색 겨울이 지루하게 느껴질 무렵, 회색 하늘에 연둣빛 물감 한 방울 떨어뜨리듯 조용히 눈길을 사로잡는 '봄동'이 좋다. 열이 가해지면 봄동의 연둣빛은 곱게 더 짙어진다. 내 취향대로 기름기 거의 없이 팬에서 볶아낸 연둣빛 봄동은 어찌나 아름다운 맛인지! 유난히 긴 겨울을 보내고 맞을 돌아올 새봄엔 '봄동'에게 고맙다는 인사를 하고 싶다. 한 잎 두 잎 소중하게 대하며 요리해 먹기 전 진심으로 '봄'의 전령으로 와줘서 고맙다는 말을 전하고 싶다. 오래전부터 봄동을 좋아하는 나는 언젠가 이런 시를 쓰기도 했다.

에피소드, 봄동

끝자락이 동그랗게 퍼지는
초록 드레스
여신은 부활을 꿈꾸며
독한 추위를 견뎌냈네

긴 겨울
변비에 걸렸던
초록의 여신

윤기 도는 붉은 대지에 앉아
태연히도 봄똥을 누시네
갓 태어나 연초록, 봄동 한 송이
모락모락 김이 오르네

2016년 김윤선 시집 『절벽수도원』 중에서


봄에 고운 빛의 봄동을 소금물에 살짝 데쳐 나물이나 볶음으로 한 통 만들어 놓으면 든든하다. '봄동 나물'은 밥에도 국수에도 잘 어울린다. 봄동을 곁들인 비빔국수도 좋고, 비빔밥도 좋다. 맛있는 '봄동 나물'이 있으면 갑자기 마음이 급해져 국수를 삶기도 한다. 찬물과 소금을 이용해 맛있게 삶아낸 국수의 물기가 빠지는 동안 김 가루를 준비해 놓는다. 국수가 다 덮이도록 김과 들깻가루를 얹고 간장과 들기름을 넣어 비벼 먹는 봄동 국수는 정말 맛있다. 봄동의 계절을 기다리는 일이 즐겁지 않기란 쉬운 일이 아니다.

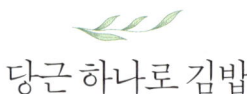
# 당근 하나로 김밥

당근의 쓸모는 무한하다. 고운 색으로도, 맛으로도, 영양으로도 결코 뒤지지 않는 채소다. 김밥을 쌀 때도 시금치와 단무지는 기본, 당근은 꼭 넣어야만 했다. 논비건일 때는 달걀지단에 쇠고기 볶음까지 꽉 채워야만 김밥다운 김밥이라 생각했다. '비건'이 된 이후로도 이 생각은 여전해서 고기 대신 다진 콩고기를 볶아 넣기도 했다. 그런데 최근 들어 매혹된 김밥이 생겼는데, 김밥에 '당근' 하나만 넣어서 싸 먹는 '당근 하나로 김밥'이 바로 그것이다.

재료는 지나치리만치 단출한데 맛이 너무 좋아서 놀라웠다. 사실 당근 하나만 넣어 김밥을 싸 먹게 된 계기는 '귀차니즘' 때문이었다. 삶에서든 계절에서든 불쑥불쑥 찾아오는 환절기, 그 시기가 되면 매사가 귀찮아져서 요리해 먹는 것 또한 쉽지 않았다. 김밥은 먹고 싶은데 재료를 사러 나가기는 싫었던 어느 날, 싱싱한 당근이 있어 탄생한 당근 하나만 넣어서 말아본 김밥이었다. 놀랍게도 결과는 기대 이상이었다.

'당근 하나로 김밥'에서 물론 당근은 가장 중요한 주인공이지만, 밥의 상태와 간도 중요하다. 고슬고슬 지은 밥에 소금과 깨소금 간, 식초, 설탕을 조금 넣어 잘 버무려 놓는다. 깨끗이 씻은 당근을 채칼, 혹은 직접 쳐 살짝 기름을 두른 팬에 볶아내면 두 번째 준비가 끝난다. 지

지용성 비타민 A가 풍부한 당근은 기름에 볶을 때 영양의 흡수도가 높아진다는 것은 널리 알려진 사실, 볶은 당근을 살짝 간 한 밥 위에 듬뿍 얹어 잘 말아내면 된다. 너무 간단하지 않은가?

한 가지 더 이 김밥을 맛있게 먹는 방법이 있다. 바로 고추냉이 간장인데, 간장에 설탕과 사과식초 그리고 초록색 고추냉이 소스를 새콤달콤 간간하도록 섞으면 된다. 이 소스에 '하나로 김밥'을 콕콕 찍어 먹다 보면 한 줄, 어느새 두 줄을 순식간에 먹게 된다. 간혹 고추냉이가 많이 풀어진 쪽 간장에 순간 매워서 어쩔 줄 모르게 되지만 그조차도 입맛을 돋우는 역할을 해준다.

접시에 케일 잎 한 장을 깔고 '하나로 김밥' 한 줄을 얹었을 뿐인데 공들여 차려낸 밥상처럼 예쁘고 조화롭다. 김밥을 다 먹은 후에는 깔았던 케일 잎 한 장을 남은 간장 소스에 찍어 먹으면 좋

다. 쓰레기 한 점 남기지 않는 제로웨이스트 식사인 셈이다. 김밥에 당근 하나만 넣으니 '당근'의 단맛이 오롯하게 더 잘 느껴지는 듯했다. 여러 가지 재료들이 어울려 내는 맛도 좋았지만, 이렇게 한 가지 재료가 가진 온전한 맛을 느끼며 먹는 김밥도 좋았다. 섞여서 내는 맛의 조화 못지않게 훌륭한 맛을 알려준 '하나로 김밥'이었다.

# 오이를 말리면 생기는 일

오이꽃은 개나리꽃 송이만큼 작고도 귀여운 노란색 꽃이다. 어느 때라고 정확히 말할 수는 없지만 나는 분명 오이꽃을 본 적이 있다. 꽃의 끝에는 아기 손가락만 한 꼬부라진 오이가 매달려 있었고 그것들은 점점 자라날 기세를 하고 있었다. 밭에서 금방 딴 오이들의 몸에는 가시가 더 뾰족했고 베어 물면 향이 강한 즙이 흘렀다. 나는 어쩌면 그 즙이 오이가 흘리는 눈물일지도 모른다는 생각이 들어 오이를 먹는 게 미안할 때도 있었다. 오이의 연한 몸에 돋은 가시는 '나를 만지지 말아 달라'는 방어막 수도 있다는 생각까지 들었지만 오이를 먹지 않고 살기란 쉬운 일이 아니었다.

여름에 해 먹는 각종 국수 요리에 오이를 채 썰어 고명으로 올리면 그렇게 잘 어울릴 수가 없었다. 오이에 양파를 섞어 고추장, 식초, 양념으로 무치기만 해도 간단히 만들어 먹는 반찬 한 가지 탄생! 부추에 고춧가루와 갖은 양념해서 십자로 자른 오이에 속을 채워 넣으면 오이소박이가 된다. 등산길에 오이를 간단히 챙겨 가 수분을 보충하기도 하는 등, 참으로 무궁무진한 오이의 쓸모가 되겠다.

그런데 어느 여름날 싱싱한 오이 한 박스가 생겼다. 오이김치를 담아도 될 정도의 양이었으나 오이소박이에 필요한 부추를 사러 나갈 만큼의 의욕이 생기지 않았다. '이 많은 오이를 어떻게 하지?' 요리 레시피 영상을 뒤적이는데 다소 특이한 영상이 눈앞에 바로 나타나는 게 아닌가. '이게 뭐지?' '세탁소용 옷걸이에 '오이'를 걸어 말린다고?' 그 여름 내내 여름 밥상에 올랐던 '간장 절임 오이지'는 그날의 '호기심'에서 탄생하였다.

바다를 배경으로 대롱대롱 명태의 코를 꿰어 말리는 건 봤어도, 이런 식으로 오이를 말리는 건 처음 보았다. 영상 첫머리에 올린 짧은 소개 글을 보니 그 맛도 짐작이 되는 아는 맛이다. 날이 갈수록 준비할 재료가 너무 많거나 과정이 복잡해지는 요리에는 흥미가 반감되는 중이었다. 간단해 보이는 과정과 맛이 있어 보이는 '간장 오이지'는 해볼 만했다.

그런데 문득 뜬금없게도 그때 '시몬 드 보부아르'의 어록이 떠올랐다. 학문으로서 페미니즘의 성서라 할 수 있는 『제2의 성(Le deuxième sexe)』에서 시몬 드 보부아르는 "여성은 태어나는 것이 아니라 만들어지는 것이다"라고 했다. 이 말을 새삼 곰곰이 들여다보니 종종 요리에 염증을 내기 시작하는 내 의식의 흐름이 단순히 '게을러져서'라는 것과는 다른 해석이 가능해지는 것이었다. 짐작해 보건대 보부아르라면 집필과 읽는 것 이외의 것에 자기 시간을 쓰는 일을 무가치하게 여겼을 것 같다.

주부로서의 삶과 작가로서의 삶을 동시에 살아내는 일은 만만치 않은 일이다. 반짝거리는 살림까진 아니더라도 최소한의 살림을 유지하려면 글쓰기보다 노동의 시간이 늘 앞서야 한다는 걸 나는 안다. 내가 만일 작가로서의 시간만을 살았다면, 그랬다면 부끄럽지 않을 작품을 완성해 냈을지, 미지수이지만 말이다. 예전과 달라졌다고는 하나 가정을 지켜내는 일이 여성의 본능이자 최대의 선이라 여기도록 주입된 사회 문화적 환경과 가치는 여전하다. 내 경우를 보면 여성 작가 스스로가 노동을 회피하는 것에 종종 죄의식(?) 같은 게 생길 때가 있는 것 같다. 요리 얘기하다가 '시몬느 드 보부아르' 썰을 소환했지만 이제부터라도 '창작자'로서의 삶만을 살고 싶은 소망이 있다. 무명, 유명을 떠나 작가로서의 길을 선택한 여성이라면 본능적으로 '창작의 뮤즈'를 자기 가족만큼이나 소중히 여길 것이기에 나는 이런 소망들을 응원한다.

시작은 오이였는데 결론은 정말이지 너무 맛있는 '간장 절임 오이지'가 되더라는 얘기다. 요리법도 복잡하지 않다. 문득 오이를 넣어 말리다 어망과 날카로운 어구에 코가 꿰어 건조되던 명태를 생각했다. 명태의 눈 속에 바다가 보인다고 어느 시인의 시에서던가 읽은 기억도 난다. 인간에게 잡아먹히기 위해서의 물고기가 아닌 물살이로서의 존재로 이해했다면 죽은 명태 눈 속에서 바다를 볼 수도 있을 것이다. 하지만 바다는 시인의 머릿속에나 들어 있을 것이다. 식용 물고기로서의 명태 눈 속에는 감상 속 바다가 아닌 '고통'만이 존재했을 거라는 게 비건 인간의 생각이다.

내 감정 말고 요리법만 소개하고 싶었는데 살짝 어긋난 것 같다. 하지만 뭐 어쩌랴. 물결치는 내 감정이 누군가를 치거나 아프게 한 게 아니라면 여기 이렇게 풀어놓은들 무슨 문제가 되겠는가? 아무려면, 무더위와 장마 속에서도 입맛을 지켜줄 '간장 절임 오이지'가 있으니 든든한 마음 가득하다.

## 밥상의 단골손님, 콩나물

오랜 해외 생활 끝에 귀국한 조카 민이 '콩나물무침'에 빠져 헤어나오지 못한다는 말을 듣고 새삼 콩나물을 다시 보게 되었다. 내게 콩나물이란 그저 손쉽고 흔한 식재료일 뿐이었다. 그런데 '민'은 깨소금에 참기름 몇 방울만 떨어뜨려 무친 콩나물에도 감탄에 감탄이 끊이지 않는다는 거였다. '민'은 미국과 유럽에서 비건 레스토랑까지 운영했던 내가 자랑스러워하는 조카다. 게다가 그녀는 아티스트의 감수성을 가진 미식가이기도 하다. 오랜만의 귀국이라곤 하지만 그런 그녀가 극찬하며 매일 같이 맛있게 먹고 있는 그 콩나물을 나는 왜 몰라봤었지? 농협에 쌓여 있는 국산 콩나물들이 스쳐 지나갔다.

그러고 보면 어린 날의 밥상 위에도 콩나물은 늘 빠지지 않는 단골손님이었다. 지금은 희귀한 일이지만 그때는 콩나물을 집에서 길러 먹는 집들도 많았었다. 쑥쑥 잘 자라나는 콩나물이 신기해서 물을 부어주던 어린 날의 한 장면이 어렴풋이 떠오른다. 아쉬운 건 집에서 기른 콩나물을 먹으며 성장했음에도 콩나물처럼 무럭무럭 키가 크지 못했다는 것이다.

'그렇게나 맛있단 말이지.' 언니로부터 조카의 콩나물 사랑 얘기를 듣고 난 이후 즉시 콩나물을 사서 나물로 해 먹기 시작했다. 이후 내 집 냉장고 야채박스에는 최소 2봉지씩의 콩나물이 자리하게 되었다. 냄비에 씻은 콩나물을 냄비에 담고 간이 살짝 된 야채가루 양념을 조금 쳐서 살짝 데친다. 데칠 때 생긴 수분을 따라 버리지 않고 그대로 마늘, 파, 깨소금, 참기름, 고춧가루를 뿌려 슬슬 버무리기만 하면 된다. 바로 무친 따뜻한 콩나물은 정말 맛이 좋았다. 이전엔 왜 이 맛을 몰랐던 걸까?

콩나물은 콩이 가진 단백질, 무기질, 지방 외에 콩에는 없는 '비타민 C'까지 함유하고 있다. 오래전부터 오랫동안 한국인의 밥상을 지켜주던 콩나물은 더할 나위 없이 중요하고도 귀한 존재다. 마음만 먹으면 언제든지 구할 수 있는 콩나물, 다시 한 번 고마운 마음 한가득이다. 냉장고 야채박스에 쟁여놓은 두 봉지의 국산 콩나물이 있어 든든한 금요일 저녁이다.

# 내공이 필요한 '열무김치'

　'이번엔 실패하지 말아야지', 시원한 열무김치를 향한 열망이 가득해진 어떤 날이었다. 맛있는 열무김치의 조건 중 그 첫 번째가 '좋은 열무의 선택'이라던 엄마의 당부가 떠오른 날이기도 했다. 당신은 그걸 증명이라도 하듯 어딜 가다가도 좋은 열무를 만나면 사들이곤 했다. 연하고 맛있는 열무 만나기란 쉬운 일이 아니니 만났을 때 사야 한다는 단호한 설명과 함께 말이다. 보통 열무김치가 먹기 어려운 음식은 아니지만, 잘 익어 연한 열무 잎과 김칫국물이 조화롭게 어울린 시원하고 맛난 열무김치를 먹기가 쉽지 않았다.

　그럼에도 불구하고 아삭하게 씹히는 연한 열무의 식감과 담백한 국물 맛의 열무김치는 여름철 내 최애의 음식이다. '배추김치'보다 '열무김치' 담그기가 쉽다는 말 또한 이해가 잘 가지 않는 부분이었다. 이제 배추김치 맛은 일정 수준 정도 이상의 맛을 내게 되었건만, 기대하며 담근 열무김치의 맛은 열무가 질기거나, 국물이 탁하거나 둘 중의 하나였다. 맛을 내기 위해 양념을 더하기보다는 넘치지 않게 잘 빼야 한다는 것을 놓치곤 했다. 고춧가루를 너무 넣어 붉고 텁텁한데 맵기만 한 국물에, 씹을 때 쓰고 질기기까지 했던 지난날의 열무김치 한 통은 생각만으로도 부담스럽다.

'이번에는 제대로 좀 담아보자' 야무진 각오로 좋은 열무라고 추천받아서 사 온 열무 두 단을 다듬는데 양이 꽤 많다. 얼갈이배추가 들어간 걸 별로 좋아하지 않는 취향이라 열무만 두 단 사 왔다. 열무를 살살 씻어 소금을 뿌려 절여놓고 풋내 나지 않게 다뤄야 한다는 데도 온 신경을 썼다. 열무가 소금에 절여지는 동안 대망의 김칫국물을 만들기 시작했다. 토종 우리 밀가루로 묽게 풀을 쑤어 식혀놓았다. 붉은 고추, 양파, 마늘, 식은 풀과 농도 맞추어 생수를 더해 채식 가루 양념도 조금 넣어 믹서에 갈았다. 특별히 여기에 잘 익은 자두 몇 알도 함께 갈았다. 사과를 함께 간다는 인터넷에 나와 있는 레시피를 보다가 집에 있는 자두로 대체를 한 것이다.

그다음 중요한 일로 만들어 놓은 김칫국물 양념을 면포에 내리는 작업을 했다. 실파와 어슷하게 썬 붉은 고추, 가늘게 썬 양파 등을 따로 한편에 담아놓고 절인 뒤 물기 빠진 열무를 김치 통에 한 줄씩 깔고 고명 양념 뿌린 후 면포에 내려 맑아진 김칫국물을 부어가며 완성했다. 뿌듯했다. 그동안 내가 만들었는데 내가 맛없어서 못 먹겠던 열무김치와는 확연히 달라 보였다. 약간의 의심이 가는 부분이 영 없는 건 아니었으나 대략 잘 마무리가 된 셈이다. 하지만 이번 열무김치도 열무가 그리 연하지는 않았다. '좋은 열무라고' '연하다고' 내가 덥석 두 단을 집는 동안, 강력하게 추천하던 슈퍼 주인의 말을 굳게 믿었었는데. 열무 고르기는 결코 쉬운 일이 아니라는 것을 재확인하는 시점이었다. 그러나 이번 열무김치의 국물 맛만큼은 천상의 맛이었다. 면포에 내리는 과정이 그렇게 중요할 줄은 이제야 알게 된 것이다. 그냥 마셔도 될 만큼 간이 잘 맞았다. 쌀누룩으로 만들었다는 비건 요거트를 추가한 것도 국물 맛을 더 좋게 하는 역할을 한 것 같았다.

너무 붉고 텁텁해진 맛없는 열무김치 국물처럼 욕심이 과해서 망치는 일들은 도처에 있다. 내 삶 속에서도 욕심 때문에 일을 그르친 경우를 떠올려 보기란 그리 어려운 일이 아닌 걸 보면 말이다. 매 순간 속에서 내 삶의 태도를 투영해 보는 일 또한 맛있는 열무김치 담그기만큼이나 중요하다. 내공 있는 요리사라면 진즉에 알았을 법한 삶 속의 수행, 그 단순한 원리가 '요리'가 될 수 있다는 생각을 해 본다.

나는 메밀과 우리밀로만 된 면을 삶아 야채와 함께 먹는 비빔국수를 좋아하는데, 잘 익은 열무김치 한 통까지 생겼겠다. 세상 부러울 것 없는 여름을 보낼 수 있을 것이다. 기대만큼 연하지 않은 열무에 대한 아쉬움이 있지만, 맛이 끝내주는 국물이 있으므로 괜찮다. 열무김치를 먹기 좋게 자르고 약간의 참기름과 약간의 식초와 고추장을 넣어 버무리면 국수에 잘 어울리는 고명이 된다. 이쯤 되면 맛있는 '열무 비빔국수'를 식은 죽 먹기보다도 쉬운 일이 되고 말 것이다. 그러다 국물 국수가 먹고 싶어지면 열무김치 국물에 생수를 조금 섞어 농도를 맞춘 후 만들어 놓은 열무김치 고명을 얹으면 '열무 냉면국수'가 되는 것이다.

잘 담근 열무김치란 이토록 위력적이다!

# '된장찌개'는 기본이 아니다

 내가 끓인 된장찌개의 맛이 이렇게 좋다니! 무심코 먹다가 감탄한 적이 있다. 밥상에서 기본 중의 기본이 된장찌개라지만 '비건'에게 된장찌개는 사실 기본이 아니다. 된장찌개 맛을 내려면 멸치나 고기, 해산물 등의 동물성 육수를 쓰는 게 기본이라는 인식 때문이었다. 어쩌다 '비건'이 집 근처 간단한 한식집에서 밥 한 끼 먹으려 할 때도 십중팔구는 된장찌개를 포기하는 게 당연한 일이었다. 그러므로 된장찌개는 결코 기본이 될 수가 없었다. 이렇다 보니 외식하더라도 비건 한식당이 아니라면 된장찌개는 내 손으로 직접 끓여야만 마음 편히 먹을 수 있었다.

 내가 찾아낸 첫 번째 대안은 다시마였다. 찬물에 다시마부터 넣어 끓이다가 다음으로는 양파와 대파의 흰 대(어느 때는 뿌리까지 깨끗이 씻어서 사용), 무를 넣어 푹 끓여 낸 채수를 냉장고에 두고 쓰기도 한다. 채수의 맛은 채소가 가진 단맛과 함께 시원하고 깔끔한 국물 맛으로 요리에 저절로 감칠맛을 내주었다. 이렇게 준비한 채수에 된장을 풀어 끓여 내는 비건 된장찌개 맛이 좋을 수밖에 없는 까닭이기도 하다.

돌이켜보니 된장찌개는 내 어린 날 밥상 위의 일등 공신이었다. 어떤 날의 된장찌개에는 텃밭에서 자란 호박잎쌈이 곁들여지기도 했다. 작은 뚝배기에 보글보글 끓는 상태의 된장찌개가 가운데에 자리했고, 껍질이 쪼글쪼글해지도록 간장에 졸여낸 알감자조림과 늙은 오이무침이 옆에 있었다. 그런데 그 당시 된장찌개에 멸치가 들어갔는지 아닌지는 알 길이 없다. 선명한 기억은 된장찌개의 국물로는 반드시 뽀얀 쌀뜨물을 쓴다는 거였다. 오랫동안 어머니의 된장찌개 맛에 길든 내가 이제는 내 아이들에게 된장찌개를 끓여준다. 다행히도 가족 모두가 맛있게 잘 먹어준다. 내가 끓인 된장찌개가 진짜 맛있어서 잘 먹는 건지, 익숙해서 잘 먹는 건지는 모르겠지만 몇 번씩 떠다가 먹는 걸 보면 답이 나온다. 은근 채수 된장찌개 자부심 같은 게 생기기도 한다.

끓여놓은 채수가 없을 때는 즉석에서 만들 수 있다. 맛있는 된장찌개의 필수이기도 한 쌀뜨물에 자른 다시마 한 장, 양파, 호박을 넣어 일단 끓이면 된다. 보글보글 야채들이 끓으며 거품을 물기 시작할 때 거품을 걷어내고 적당한 양의 된장을 푼다. 이 모든 조화로운 맛의 완성에는 작은 시간 차이도 영향을 준다는 걸 알 수 있다. (반드시 다시마와 야채를 먼저 끓여낸 후에 된장을 풀어야 함) 된장을 풀어 끓여 냄과 동시에 두부 한 모를 적당히 잘라 넣는다. 맛을 위해 콩 원료 채식 조미료를 조금 추가해도 좋다. 고춧가루 조금, 마늘과 파, 풋고추를 썰어 얹어내리며 좀 더 끓인다. 간을 보며 짜면 물을 추가하고 괜찮으면 마지막에 미원을 아주 조금 넣어도 괜찮다. (미원의 원료가 사탕수수인데 된장찌개와 합이 좋다. 하지만 아이들은 내가 된장찌개에 미원을 넣는지 모른다)

된장찌개는 슬로푸드이기에 최소한의 기다림은 필수다. 쌀뜨물을 얻어내는 과정이 그걸 설명해 준다. 어릴 때 먹었던 음식의 모든 순간에 이야기가 있다. 그 이야기 속에 엄마가 있고, 어린 동생이 있고 언니가 있다. 가족의 역사가 있다. 그렇다면 훗날에 내 아이들은 내 된장찌개를 어떻게 기억해 낼까? 어떤 음식들을 떠올릴 수 있을까? 그걸 기대할 만큼 나는 대단한 살림꾼이 아니지만 흘러가는 빠른 시간 속에서 가끔씩 그런 생각이 들 때가 있다.

새삼 된장찌개를 끓여 드시던 우리 조상들에게 감사한 마음이 든다. 된장찌개야말로 단백질의 보고이기 때문이다. 된장찌개의 주재료인 된장은 우리 콩 대두로 메주를 만들어 말리고 발효시키는 기다림의 과정 끝에 탄생하는 완전식품이다. 게다가 된장을 끓일 때 빼놓지 말아야 할 두부 또한 단백질 덩어리다. 거기에 더해서 애호박이며 풋고추 등 싱싱한 채소를 넣어 끓여 먹는 든든한 보양식. 된장찌개야말로 오랫동안 우리의 건강을 지켜준 진정한 보양식이라는 생각을 해 보는 것이다.

# '김장'이라는 예술

 11월에 들어서면 내 머릿속에도 '김장'이란 단어가 맴돌곤 한다. 예전 어머니들의 김장에 비하면 턱없이 못 미칠 소규모이지만, 김장은 김장이니까! 그 무렵에만 누릴 수 있는 제철 채소의 여왕인 배추 잔치는 그냥 지나칠 수 없게 만드는 들뜸이 있다. 사계절 구분이 뚜렷한 우리나라의 겨울은 다른 계절보다 긴 편이다. 농사법이 발달하기 이전 지금처럼 비닐하우스도 없었을 테니 겨울에 채소나 과일을 먹기란 어려울 것이 분명하다. 겨울을 대비해 가을에 수확한 신선한 채소의 영양소를 최대한 유지하며 오래 두고 먹는 '김장'은 현명한 저장 방식이란 생각이 든다. 평소 해 먹는 김치에 비해 정성을 더 기울이는 것은 당연한 일이 아닐 수 없겠다.
 엄마가 담그는 김장 김치 속에는 늘 명태가 들어있었다. 새빨간 김치 양념 속에서도 또렷이 보이던 생태의 검은 눈동자가 기억난다. 여름에는 백일홍, 천일홍, 달리아. 백합꽃 군락이 수런대던 엄마의 꽃밭이었다. 노란 국화꽃에 서리가 내리기 시작하면 꽃밭에도 고요가 내리기 시작했다. 마침내 잎사귀의 흔적조차 다 말라버리고 난 후의 겨울 꽃밭은 얼음을 물고 있는 수행자의 영혼처럼 차고 단단해지기 시작했다. 내가 이렇듯 꽃밭의 흙 상태를 제법 잘 기억하는 데는 이유가 있다. 꽃밭에 사는 나비며, 개미며, 채송화며 살아 있는 작은 생명체들을 관찰하는 일이 한창 즐겁던 그때, 키우던 금붕어의 장례가 치러지는 곳도 꽃밭에서의 일이었기 때문이다.

김치 항아리가 묻힐 만큼 구덩이를 파내는 일은 아버지의 일이었다. 이 일은 겨울에도 땀이 흐르는 일이었을 터, 꽃밭에 묻은 항아리 속에 김치를 채우면 어느 정도 겨울 준비가 완성되었다는 것을 알 수 있었다. 긴 시간을 뛰어넘어 나도 이제 마음만 먹으면 김치를 꽤 잘 담근다. 그냥 김치가 아닌 비건 김치의 맛을 제법 잘 내게 되었다는 거다. 엄마는 살림 고수였음에도 불구하고 딸에게 집안일을 시키지 않았다. 김치 담그는 것 또한 한 번도 제대로 배워본 적이 없건만 김치 맛을, 그것도 비건 김치의 감칠맛을 낼 수 있게 된 것도 신기한 일이 아닐 수가 없다. 눈동자가 선명한 명태와

굴을 넣어 이북식의 시원한 김장 맛을 내던 어머니와 달리 나는 맛있는 비건 김장을 해 먹는다. 맛있는 열무김치를 위해 연한 열무를 잘 골라야 하듯, 맛있는 총각김치를 위해서도 좋은 총각무, 즉 연하고 쓴맛 나지 않는 무를 골라야 한다.

크게 묶은 알타리 3단과 배추 5포기를 다듬고 씻어 절이는 일에도 품이 많이 들었다. 이 정도 채소의 양을 감당하기도 내가 갖고 있는 품과 능력에는 잘 맞춘 선택이었다는 생각이 들었다. 총각무와 배추가 절여지는 사이 준비해야 할 건 김치의 맛을 좌우할 속, 즉 '소'였다. 가장 먼저 해야 할 일은 통통한 다시마를 적당한 시간 물에 불렸다가 넉넉한 시간을 두고 끓여 내는 일이다. 다시마가 잘 우러나면 다시마를 꺼낸 후 깨끗이 씻은 대파의 흰 대를 포함한 뿌리와 표고버섯과 무를 넣어서 한 번 더 푹 끓여 내 식혀 둔다.

넉넉한 양의 마늘과 생강, 양파를 알맞은 크기로 잘라서 믹서기에 갈아놓는다. 김장 양념 만들 때는 남는 것이 모자란 것보다 낫기에 여유 있게 했다가 남으면 보관했다 겉절이 양념으로 써도 좋다. 고춧가루는 식혀놓은 다시마 채수 물에 3~4시간 이상 개어서 잘 풀어지도록 충분히 불린다. 그다음으로 5시간 이상 절인 배추와 총각무를 가볍게 헹구어 채반에 밭쳐서 물기가 빠지도록 해 놓는다. (2시간 정도 지난 후 한 번 뒤집어 놓으면 좋다.)

여기서 더 맛있는 김장을 위해 잘 익은 연시와 연근을 준비한다. 다음으로는 김치 맛을 좌우하는 중요한 포인트가 될 김치의 속이 숙성되는 동안 속과 함께 버무려 담을 통을 준비해 닦고 대기해 놓는다. 자 이제 버무려 담을 적당한 때를 기다려 이때다 싶을 때 담아 넣으면 완성이다.

가을에 수확한 배추의 푸른 잎과 노란 속은 꽃송이만큼이나 아름답다. 날것으로 먹어도 좋은 배춧속 노란 고갱이 배추는 그렇게 또 고소하고 아삭하다. 거기에 더해 붉은 흙이 묻어있을수록 싱싱한 무를 채 썰어, 이와 어울리는 채소를 더해 태양 고춧가루로 버무려 속으로 넣는 게 김장 배추김치다. 늦가을에서 초겨울이 시작되기 전 집집마다 열리는 '배추 파티'! 이것을 내 맘대로 '예술'이라 불러보며 흐뭇해해 보는 것이다.

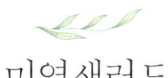

# 미역샐러드

 미역은 바다에서 자란 채소이므로 '해초'라는 이름이 썩 잘 어울린다. 얼마나 귀하고 특별한가, 바다에서 자라는 채소라니! 하지만 나에게 있어 미역으로 해 먹을 수 있는 요리는 생일에 끓이는 미역국이 전부였다. 좋은 미역이라고 사 놓고도 활용하지 않는 묵은 식재료일 뿐이곤 했다. 잘 끓인 카레 한 솥도 오래 먹다 보면 질리고, 배춧국, 콩나물국, 김치찌개를 비롯한 한식 반찬들도 계속 먹다 보면 새롭고 산뜻한 다른 그 무언가를 찾고 싶어진다.

 너무 추워 되도록 따로 장을 보러 가는 수고는 하고 싶지 않은데 샐러드는 먹고 싶은 그런 날이었다. 불린 미역을 끓는 물에 살짝 데친 후 찬물에 헹궈 물기 빠지기를 기다렸다. 냉장고 속 상추도 흐르는 물에 씻어 물기를 빼놓았다. 달고 시원한 배도 생각이 나서 채를 썰어 놓은 후 이 세 가지에 어울릴 만한 소스를 만들어

봤다. 진간장 베이스에 식초, 마스코바도 설탕 조금, 고춧가루, 다진 마늘과 통깨를 넣었다. 소스의 농도는 물이 아닌 사과식초로 대신하니 새콤달콤 짭조름한 오리엔탈 소스가 완성되었다.

미역은 한입에 먹기 좋을 정도로 자르고, 상추도 미역 크기에 맞춰 손으로 찢어준다. 채 썬 배에 미역과 상추를 넣고 샐러드 소스를 붓고 버무려 주면 된다. 처음 해 보는 미역 샐러드라서 과연 어떤 맛이 나올지 의심하며 먹어봤는데 맛이 좋았다. 뜨끈한 건강 밥상에 질려가던 그 무렵 꼭 내가 원하던 맛이 나왔다. 다양한 야채가 준비되지 않았을 때, 상추 하나만으로도 미역과의 조화가 썩 잘 어울렸다. 시원하고 아삭하게 씹히는 배를 추가한 것도 좋은 선택이었다.

어쩌면 누군가 이미 이 흔한 재료들을 이용해서 해 먹어봤을 수도 있는 소박한 한 접시 요리! 있는 재료로 쉽게 만들어 본 이 즉석 샐러드는 몸이 원해서 만들어 먹은 좋은 음식이라고 생각한다. 물론 한동안 샐러드를 못 먹어서 상대적으로 후한 점수가 매겨진 것일 수도 있지만 말이다. 게다가 이 미역 샐러드는 내가 좋아하는 비빔국수에도 잘 어울려서 좋았다.

# 비상식량, '주먹밥'

드라마 속 주먹밥이 등장하는 장면은 대개가 애잔했다. 먼 길 떠나는 식구가 배고플까 봐 정성을 눌러 담아 꽉꽉 쥐어서 만든 간소한 주먹밥 도시락. 작별 인사와 함께 하염없이 걷던 길을 쉬어가는 지점에서 꺼내먹는 주먹밥은 보자기에 싸여 있었다. 실제로 주먹밥의 기원은 오래전 먼 길을 떠난다거나 전쟁터에서 최소한의 생존을 위한 '비상식량'에서 비롯되었다고 한다.

그런데 어쩌다 보니 나도 새벽 5시 반과 6시면 저절로 눈이 떠져 직장인 아들의 주먹밥을 싸고 있는 게 아닌가. 동화책을 좋아하는 아들이 책 속 주인공으로 나오는 동물 친구들을 먹지 않겠다, 선언한 것은 초등 3학년 무렵의 일이었다. 그게 벌써 20여 년 전! 흔히 일어날 만한 일은 아니었다. 그러고 보면 아직도 이 사회 속에서 비건 지향 직장인이 점심시간에 아무 식당에 들어가서 비건 점심을 주문해 먹기에는 불충분한 현실이다. 하여 집에서 가져간 주먹밥 도시락은 비건 직장인의 '비상식량'이라 불러도 무방할 것 같다. 일찍 일어나 아들의 도시락을 싸는 일이 그리 쉬운 일은 아니지만 우리 모자가 공유할 수 있는 추억을 떠올릴 수 있기에 고마운 상황이란 생각도 든다.

나는 백미보다는 현미를 좋아하기에 가래떡도 현미 가래떡을 선호하는 편이다. 그래서 탄생한 게 '현미 왕 주먹밥'이다. 도시락은 계속 싸야겠고 너무 힘들게는 말고, 간편하지만 영양도 맛도 잡을 수 있는 그런 것 말이다. 새로 지은 밥이면 더 좋지만, 전날 먹고 남은 밥도 괜찮다. 주먹밥의 간은 보통 김밥의 기본 간으로 했다. 김밥 간이라면 소금, 통깨, 참기름인데, 여기에 더해 주먹밥용 채소가루를 간을 보며 추가했다. 볶음밥과 주먹밥용이라는 설명과 함께 모든 성분이 국산 야채와 김인 채소가루는 주먹밥에 감칠맛을 내준다.

넓은 볼에 밥을 살살 퍼 담고 밥의 양에 따라 위의 양념 재료들을 잘 섞어서 일단 비벼주는 게 1차 작업이다. 2차로 꽉꽉 쥐며 모양을 잡아 주는데 이 왕 주먹밥의 크기는 말 그대로 일반 주먹밥보다 왕 크게 만들어야 한다. 그래야 빨리 만들 수 있기 때문이다. 만약 밑반찬으로 해 놓은 무말랭이 무침이나 연근 조림이 있으면 왕 주먹밥 위에 한 개씩 붙여도 좋다. 장식도 되고 맛의 균형도 좋다. 없다면 사과나 오이 등을 토끼 모양으로 잘라 왕 주먹밥을 넣은 도시락 옆에 장식해 준다.

    내가 만드는 왕 주먹밥에는 집 냉장고에 있는 모든 식재료들이 활용되기도 한다. 마침 신신한 호두기 있다면 한 알씩 꾹꾹 주먹밥 위에 눌러주는 것으로 마무리해도 좋다. 어느 날엔 깻잎으로 주먹밥을 감아 싸서 도시락통에 담기도 했다. 생 깻잎에서 나는 향은 정말이지 너무나도 향기롭고 주먹밥과도 잘 어울린다.

# 바나나 리퍼블릭 Banana Republic

'바나나 리퍼블릭(Banana Republic)'은 미국의 중고가 패션 브랜드 이름이다. 또 한편으로는 바나나를 포함한 1차 산업 플랜테이션 산업의 어두운 면을 가리키는 별칭이기도 하다. 실제 콜롬비아 출신 소설가 '가브리엘 가르시아 마르케스'의 『백 년 동안의 고독』에서는 바나나 농장 노동자들의 처참한 삶을 적나라하게 보여주고 있다. 소설이지만 허구가 아닌 것이, 1928년 콜롬비아 정부에서 있었던 바나나노동자 1,000명의 죽음인 '바나나 대학살'이 모티브가 되었기 때문이라고 한다.

그런데 '바나나'는 언제부터 우리 곁에서 쉽게 접할 수 있는 과일이 되었을까. 생각해 보니 그 시간이 그리 길지는 않은 것 같다. 90년대 초에만 해도 아이들에게 먹일 바나나 한 송이는 소중했었다. 지금처럼 어렵지 않게 쟁여둔 채 껍질 색이 변하면 쉽게 버려지는 과일이 아니었다는 뜻이기도 하다.

이에 더해 필리핀 바나나 농장 노동자의 하루에 관한 다큐멘터리 영상을 본 이후 '바나나'를 대하는 내 인식은 바뀌게 되었다. 첫 재배부터 수확에 이르기까지 바나나는 노동자 한 명 한 명의 노동력 속에서 탄생하는 과일이다. 나무에서 갓 따내린 거대한 바나나 송이를 레일에 실어 등에 지는 과정에서 흘리는 노동자의 땀은 어마어마했다. 악전고투 그 자체였다. 이후 바나나를 보면 덜 익어 푸른 바나나 수백 송이를 수출용 컨테이너에 싣기까지의 지난하고도 험한 과정이 떠오르곤 했다. 갈색 점이 생긴 바나나는 숙성이 잘 되어서인지 더 단맛이 난다. 바나나를 으깨 팬케이크 반죽에 넣으면 설탕과 다른 은은하고 향긋한 단맛의 바닐라 팬케이크가 된다. 슬쩍 데친 토마토를 블렌더에 넣고 갈아 주스로 마시고 싶을 때 바나나를 함께 넣으면 목넘김이 한결 부드러운 주스가 된다. 요모조모 쓰임새가 참 많은 바나나이다. 값비싼 과일들 속에서도 안정적인 가격을 유지하고 있는 것 또한 바나나만의 장점으로서 언제든 마음만 먹으면 먹을 수 있음도 고마운 일이다.

여름에 노란 바나나 껍질에 갈색 점이 마구 생기기 시작하면 특히 더 걱정이 없다. 맛있는 바닐라 아이스크림을 충분히 만들어 먹을 수 있기 때문이다. 여름 내내 갈색 점 생긴 껍질을 벗기고 잘라서 얼려놓은 바나나로 맛있는 가정식 아이스크림을 만들어 먹느라 분주하다. 믹서기에 얼린 바나나 덩이를 먼저 넣고 냉동 블루베리 추가 후 두유나 식물성 요거트를 조금 부어주면 잘 갈리고 적당히 쫀득한 블루베리 아이스크림이 탄생한다. 어떤 과일을 추가하느냐에 따라 다양한 맛의 비건 아이스크림을 즐길 수 있는 것도 좋았다. 갈변해 가기 시작한 바나나를 두고 '이걸 먹어야 할까, 버려야 할까?' 고민할 필요가 없어졌다.

과일 외에 특별한 첨가 재료가 들어갈 일이 없기에 무언가 더 건강한 느낌이 드는 것도 좋다. 얼린 바나나에 냉동 블루베리 한 주먹, 캐슈너트 반 주먹, 깨끗이 씻은 씨 뺀 레몬 반 개, 비정제 원당, 두유를 준비해 믹서기에 넣고 갈아주면 쫀쫀한 셔벗 제형의 아이스크림이 된다. 얼린 바나나 한 조각에 복숭아 얼린 베이스로 하면 복숭아 아이스크림이 되고, 무화과를 베이스로 하면 무화과 아이스크림을 먹을 수 있으니 얼마나 좋은가.

미처 짐작할 수도, 짐작해 본 적도 없는 지구 반대편 먼 곳의 내가 모르는 이국 노동자의 손에서 비롯된 바나나 한 송이가 고맙고도 귀하다. 내가 먹는 한 송이의 바나나! 이를 위해 목숨을 바친 사람도 있으니 먹고 살아간다는 것은 얼마나 감사해야 할 일이란 말인가. 아무려면 이제부터라도 더욱더 바나나 하나라도 살뜰히 먹어야겠다고 생각해 본다. 참 고마운 바나나에게 '달콤한 마술사'라는 별명을 붙여본다.

## '채소 썰기'는 그리트처럼

 그리트*는 자신이 다듬고 채썰어 놓은 채소들을 함부로 쌓거나 뒤섞지 않는 버릇이 있었다. 심지어 그녀는 채도가 다른 흰빛 야채들조차도 조화를 고려해 놓는 섬세한 감각의 소유자였다. 그 부분을 읽다가 나도 모르게 어릴 때 내 버릇이 떠올라 책 속 인물에게서 내적 친밀감을 느꼈다. 그녀도 나처럼 채소들이 내는 고유한 빛깔을 고려해서 가지런히 놓는 습관을 지녔다니, 반가웠!

 나로 말할 것 같으면 빙수 위 색색의 토핑들을 처음부터 섞어 먹는 것을 좋아하지 않는 취향의 소유자다. 위에 들어가면 다 섞여버릴 거라고, 대수롭지 않게 여기는 친구와는 사실 빙수를 함께 먹고 싶지 않다. 아무리 뱃속에 들어가 얼음과 색색의 토핑들이

---
* 1665~1666년 요하네스 페르메이르의 유화 작품 '진주 귀고리 소녀'에 영감을 받아 1999년 소설가 트레이시 슈발리에가 쓴 소설 『진주귀고리를 한 소녀』 속 여주인공

뒤섞일지라도 그 순간의 아름다움을 쉽게 무너트리고 싶지 않은 마음 때문이다. 별나다 할 수도 있겠지만 나는 이 취향이 마음에 들어 존중하고 싶다.

그런데 1999년 작 트레이시 슈발리에의 장편 소설 『진주 귀고리를 한 소녀』를 읽다가 나와 같은 취향의 사람들을 발견했다. 화가 베르메르**와 그리트가 그들이었다. 베르메르는 복합적인 여건 탓으로 원하는 그림을 그리며 살진 못했지만 아름다움을 찾아내는 안목을 지닌 천상 예술가였다. 그리트가 야채를 썰어 놓는 단순한 행위를 보며 그녀 안에 내재된 예술성을 알아보게 되었다. 예술가의 눈이었기에 가능했을 그것! 그리고 그의 눈빛을 알아차리고도, 심지어 그를 갈망하면서도 그 둘의 끌림은 미완의 물음표인 채로 그려질 뿐이다. 숨 막히게 지리멸렬한 일상 속, 흔한 사물과 풍경을 바라보는 두 사람의 눈 속으로 다채로운 빛들이 섞여 녹아든다. 안타깝도록 예민하고 섬세하게 표현된 감정적 교감이었다.

잡채를 좋아하는 편은 아니지만 가끔씩 생각날 때가 있다. 채소들을 씻고 다듬어 채 써는 일은 잡채를 만들 때 꽤 중요한 조리

---

** 그리트와 더불어 소설 속 주인공인 베르메르는 렘브란트와 함께 네덜란드의 황금시대라고 하는 17세기를 대표하는 화가 중 하나다. 생전에는 그다지 주목받지 못했지만 19세기 중엽에 이르러 정밀한 구도의 그림을 밝고 깊은 색채로 그린 거장으로 재평가되었다. 소설의 모티브가 된 〈진주 귀고리를 한 소녀〉가 유명하다.

과정이다. 양파는 오래 볶을수록 감칠맛이 나기에 넉넉히 준비해서 충분히 볶아 놓는다. 당면 속에 섞여서도 존재감을 발휘하는 당근도 채를 쳐놓는다. 시금치는 포항초가 좋다지만 싱싱한 시금치는 다 좋더라. 빨강, 노랑 파프리카는 선명한 색감으로 인해 조금만 넣어도 그 자리에서 빛을 발한다. 당면을 삶기 전 색깔별로 준비해 놓는 채소들이 서로 어울려 내는 빛깔의 조화가 참 곱다. 양파의 흰빛은 흰빛대로, 산호빛 당근은 당근대로, 나무빛 목이버섯은 버섯대로 파프리카는 파프리카대로 채소들은 분명한 개성을 품은 채로 자기만의 빛깔을 보여준다.

흙 당근의 흙을 털어내고 물로 깨끗이 씻으면 나오는 발그레한 당근 빛이 참 곱다. 겹겹의 껍질을 벗기면 나오는 양파의 속 깊은 흰 빛, 소금을 조금 친 끓는 물에 방금 데쳐 나온 시금치의 맑은 초록빛. 선명한 빨강, 맑은 노랑 피망들, 씻는 과정에서부터 빛의 조화로움을 보여주는 채소의 빛이다. 이 빛들이 어울려 내는 조화가 소중한 내 취향을 공유할 수 있는 베르메르를 나는 만나지 못했다. 아니 그와 같은 이를 만날 수 있었다 한들 그것은 '사랑'으로 피어나지 못했을 터, 차라리 마음을 돌려 채소들을 사랑하기로 했다. 제아무리 고맙다는 말을 많이 해도 지나치지 않을 내 몸과 마음을 살리는 아름다운 채소들에게 정말 아주 많이 고맙다고 마음속 깊이 감사의 마음을 전한다.

# 갈망을 부르는 메밀소바

요즘은 날마다 저녁으로 '메밀소바'를 해서 먹는다. 가볍고 시원한 맛이 여름 저녁 한 끼로 안성맞춤이다. 하지만 논비건 시절, 언제 어디서나 시켜 먹을 수 있던 메밀소바에는 잔 생선인 '가쓰오부시' 국물이 있어야 했기에 비건 이후 먹지 못한 메뉴였다. 궁하면 통한다더니 마침 김치냉장고 속의 백김치 국물과 메밀국수와의 콜라보가 떠오르는 날이 있었다.

콜라보는 성공이었고, 내가 만들었지만 이렇게 맛있어도 되는 건가 싶을 정도로 연속으로 해 먹어도 질리지 않았다. 백김치 국물에 물과 간장 소스를 넣어가며 맛을 낸 국물은 가쓰오부시를 넣지 않은 일종의 비건 쯔유인 셈이다. 싱싱한 상춧잎과 오이, 토마토까지 적당히 썰어 넉넉히 올린 후 물기를 꼭 짠 백김치도 곁들이니 고명으로 잘 어울렸다. 먹을 때는 고추냉이를 식성대로 추가

해 먹으면 좋다.

워낙 메밀국수를 좋아해서인지 그 후 더 간편한 비빔면 방식으로 해서도 먹어보았는데 맛이 좋았다. 국물이 있고 없고의 차이가 있을 뿐 메밀면 요리에 싱싱한 야채를 듬뿍 올린다는 점은 같았다. 잘 삶아낸 메밀면에 간장과 들기름과 야채와 김가루만 있으면 그것만으로도 완성! 비빔 메밀면에는 특히 간장과 김이 잘 어울렸고 야채와도 합이 잘 맞아 영양의 균형 면에서도 충분히 맛 좋은 한 끼였다.

이제 곧 여름, 세상에 먹을거리야 많지만 메밀소바는 메밀소바니까. 대체할 만한 마땅한 것을 찾지 못하다 발견한 백김치 국물을 활용한 메밀소바의 계절이 오고 있다. 함께 사는 논비건 가족도 면을 좋아해서 그 여름밤마다 구수한 가쓰오부시 향이 집 안 가득 퍼지면, 나는 어김없이 메밀소바를 직접 만들어 먹었다. 뜨거운 소바 국물에 면을 푹 적셔 후루룩 맛보는데, 옆에서 누가 봐도 감탄할 만큼 정말 맛있게도 먹었다. 그렇게 일주일인가를 보내고 난 후 인내심은 바닥이 났다. '내 오늘은 반드시 저녁으로 메밀소바를 해 먹어야겠다'는 결심으로 만들어 낸 '비건 메밀소바'였다.

## '편견' 있는 샌드위치

 채소만을 구워 샌드위치 속에 넣다니! 흔한 슬라이스 치즈 한 장 없이 소스도 순식물성을 사용해 내가 만든 샌드위치를 맛있게 먹는데 문득, '편견'이란 단어가 떠오른다. '편견'이란 단어를 검색하면 이렇게 나온다. 명사로서의 '편견'은 공정하지 못하고 한쪽으로 생각이 치우치다'라고. 영어로 '편견'은 prejudice, 라틴어로는 praejudicium, 이를 번역하면 '이른 판단'이라는 뜻이다.

 의미로서의 '편견'은 미처 알기도 전에 사람이나 사물, 정황을 미리 판단하는 행위를 뜻한다. 맥락을 이어서 세상에 '편견'을 좋아하는 사람이 있을까? 편견에 갇힌 채 내리는 기준과 잣대는 대개 불합리하거나 편협해지기가 쉽기 때문이다. 이를테면 당신은 나이가 많으니까, 나이에 맞게 옷을 입는 게 어울릴 거라는 기준. 어른은 어린이나 청소년에게 반말해도 된다는 식. 60~70대 이상의 성향은 진보적이기보다는 구태의연한 보수 쪽일 거라는 식의 편견 말이다.

여기 각기 다른 취향의 두 부류의 사람들이 있다. '샌드위치' 속에는 당연히 동물성 슬라이스 햄과 베이컨, 치즈 등이 들어가야 맛이 좋을 거다. 라는 A쪽이 있다. 또 다른 부류인 B쪽 사람들은 일체의 동물성 재료를 배제한 채소와 과일과 식물성 소스만을 사용해 만든 샌드위치만을 선택한다. 이들 A와 B그룹의 사람들은 상대방의 취향에서 충분히' 편견'을 찾아낼 수가 있을 것이다. 이를테면 A쪽의 사람들은 B쪽 사람들에게 이렇게 물을 수가 있다. "샌드위치에 풀만 넣으면 너무 맛이 없지 않나요?" 혹은 동물의 고통이 싫어서 비건인이라면 "식물들은 아프지 않을까요?" 같은 식 말이다.

고백하자면, 나는 사실 이런 종류의 질문 앞에서 마땅한 대답을 찾지 못한 일이 적지 않다. 의도가 있어 보이는 그 질문이 기분 나쁘거나 말문이 막혀서가 아니다. 어느 정도 공감하기 때문이다. 실제로 식물들도 아플 것 같다는 생각이 들기 때문이다. 사과나무에 단단히 매달려 있던 사과를 딸 때는 물론, 싱싱한 오이일수록 흐르는 즙이 눈물처럼 느껴져 먹으며 미안해할 때도 있었다.

다행히도 미안함을 덜어줄 만한 답은 '윌 터틀' 박사의 책『월드 비건 다이어트』속에서 찾을 수 있었다. '풀, 목초, 나무, 덩굴과 같은 식물에서 떨어져 나온 식물성 음식 대부분은 고통을 느끼는 신경계통을 지닌 동물과 달리 육체적 신경계통이 없다는 것이다.' '뿌리를 박은 채 움직이지 않으므로 고통을 느끼는 동물과 같은 정도의 매커니즘으로 진화할 필요가 없다는 연구 결과였다.

이런 느낌을 받을 때마다 비건을 선택한 게 참 다행이란 생각이 든다. 무심히 동물의 살을 탐하고 있었다면, 누군가의 고통에 연결되어 삶을 영위해 가는 줄도 모르다 나중에야 알게 된다면 많이 안타까웠을 것 같다.

비건 생활 방식의 기간이 길어질수록, 점점 더 가공식품보다는 최대한 원재료에 가까운 자연식 재료가 좋아지고 있다. 고기만 아니라면, 인스턴트 식품을 좋아하던 비건 초창기보다 비건 가공식도 멀리하게 되었다. 토마토와 두부를 구워 통밀빵에 넣어도 그 맛이 너무 좋기만 하다. 어쩌다 가끔씩 변화를 주고 싶을 때는 시중에 많이 나와 있는 비건 햄을 샌드위치에 넣기도 하지만, 채소 샌드위치가 역시 좋다.

시간이 흐를수록 나만의 '편견 있는 샌드위치'도 진화를 거듭하며 더 맛있어지는 중이다. 샌드위치 속에 넣을 햄 고기를 위해 1분마다 축구장 7개 크기의 숲이 사라진다고 한다. 잣나무 숲에 들어 '비건 짜이' 마시기를 사랑하는 나는 고작 고기 한 점 혀 위에 올리기 위해 숲을 밀어버리는 일에 동의할 수가 없다. 내가 할 수 있는 일이 고작 비건으로 살며 편견 가득한 샌드위치를 만들어 먹는 것뿐이라 해도 도리가 없다. 이렇게 살아가는 수밖에는.

# 내일 아침에 요거트 먹을 생각

한동안 요거트를 먹지 못했더니 슬슬 요거트 생각이 난다. 몇 년 전 세상에 나온 가정용 요거트 제조기는 반갑기 그지없는 신문물이 아닐 수 없었다. 드디어 비건인들도 요거트를 먹을 수 있는 길이 열리게 되었기 때문이다. 조제 키트 속에 함께 오는 유산균 생균에 두유를 섞어 담은 통을 뜨거운 물로 채운 용기에 담아 8시간이 지나면 꾸덕꾸덕한 요거트가 만들어지는 방식이었다. 이후 내가 좋아하는 과일들을 듬뿍 올려서 내일 아침에 먹을 요거트 생각은 오늘 저녁부터 즐거운 기분이 들게 했다. 유제품조차 먹지 않는 비건 식생활 속에서 언제 '요거트'를 먹고 살았나 싶을 정도로 그 존재를 까맣게 잊고 살아온 나날들이었다. '가정용 요거트 제조기'가 나오기 전까지는 말이다.

나는 마치 그동안 못 요거트를 먹지 못한 시간을 보상이라도 받겠다는 듯, 열심히 만들어 먹기 시작했다. 꽤 오랫동안 싫증이 날 기미가 보이지 않았다. 오전에 먹는 비건 요거트는 가볍고도 맛있는 아침으로 딱 좋았다. 요거트 위에 얹어서 먹는 과일로는 특별히 안 어울리는 게 없을 징도로 다양한 과일과의 조화가 좋았다. 그중에 베리(berry)류는 더 잘 어울려서 딸기 철엔 딸기와 블루베리를 듬뿍 올려 먹었다. 망고가 있을 때는 망고를. 키위와 복숭아와 자두가 있으면 색 맞춰 돌려 담은 후 그래놀라나 오트밀을 뿌려 먹는 호사를 누렸다.

아무것도 더하지 않은 그릭 요거트는 색을 입히기 전의 캔버스와도 같다. 그 위에 올리는 과일의 종류에 따라 어울려 내는 색감의 조화는 특별했다. 입보다 먼저 눈으로 먹는 시각적 즐거움이 저절로 생겨나는 듯했다. 어디선가 본 글인데 어떤 음식이 문득 먹고 싶어지거나, 그만 먹고 싶어지는 이유는 몸이 필요로 하거나, 충분히 먹었기 때문이라고 한다. 그렇게도 열심히 만들어 먹던 요거트를 '이제 충분하니 그만 쉬었다가 먹어도 돼'라는 내적 사인이 떨어지기라도 한 것처럼 문득 두유 요거트가 그만 먹고 싶어지는 거였다. 바로 그 무렵이었다.

'쌀누룩'을 발효시켜 순 식물성 유산균 음료를 만들었다는 광고를 보게 되었다. '쌀누룩 유산균이라니!' 이 무슨 신세계란 말인가. 우리 땅에서 생산된 우리 쌀로 밥을 짓고 누룩을 넣어 발효시킨 식물성 유산균의 보고라는 설명은 꽤 흥미로웠다. 호기심 반에 주문한 쌀누룩 비건 요거트는 떠먹지 않고 마시는 제형의 식물성 요거트였다. 두유에 쌀누룩 요거트를 섞어 요거트 제조기에 8시간을 두어보니 꾸덕꾸덕한 요거트가 만들어졌다. 그 이후로 마시는 요거트가 생각나면 쌀누룩 요거트를 주문해 먹었다. 일거양득으로 남은 쌀누룩 묽은 요거트를 이용해 꾸덕한 요거트까지 만들어 먹곤 했다. 요거트 전용 보관 통에 '비건 요거트'가 비워질 날이 없을 만큼 열심히 만들어 먹는 날이 또다시 시작되었던 것이다.

여름날에는 요거트 위에 새빨갛게 잘 익은 시원한 수박을 얇게 썰어 얹었는데 그게 그렇게 또 잘 어울렸다. 가을에는 말랑한 연시를, 겨울에는 곶감을 얇게 잘라 올려 먹어도 그렇게 달콤새콤한 맛이 난다. 세상에 어울리지 않을 과일이 없을 정도로 모든 과일이 잘 어울려 천연의 단맛을 즐길 수 있는 게 좋았다. 비건 요거트를 비롯해 영혼의 허기를 채워주고도 남을 비건 디저트류들이 너무 많아진 좋은 세상이다. 이제는 없어서가 아닌 다이어트를 위해서라도 절제해야 할 정도에 이르렀으니 이 또한 감사할 일이다.

## 인생, 8할이 오트 라테

 미당 서정주 시인은 "나를 키운 건 8할이 바람이었다"라 했다. 그런데 문득 요즘의 나를 키우는 8할은 '오트 라테'라 해도 지나치지 않다는 생각이 드는 것이다. 나는 주로 '오트 라테' 메뉴가 있는 커피 카페로 글쓰러 가는데, '카페 라테'를 좋아하는 비건으로서 선택의 여지가 없다. 동네 카페에 가고 싶어도 '비건 옵션이 있는 스타벅스에만 거의 출근하듯 가는 까닭이기도 하다. (최근들어 오트 라테 주문 가능한 곳이 많이 늘어났다.)

 어제는 '제임스'라는 닉네임을 쓰는 카페의 직원이 만들어준 '오트 라테' 한 잔 속 하트가 온전해서 기분이 좋았다. 모나거나 찌그러지지 않은 채 쇼트 사이즈 작은 머그잔 안에서 오롯했다. 나도 모르게 사진을 찍고 커피를 내준 손길을 따라 올라가 그의 얼굴을 보고 물었다. "혹시 이 라테 아트, 만드신 분이세요?" " 네, 제가 만들었어요. 맛있게 드세요." "네 감사합니다. 너무 예쁘게 잘 그리셨어요." "사진을 찍으시니 제가 더 고맙네요, 다음에 오시면 또 잘 그려드릴게요. 물론 다른 분들께도 최선을 다하지만요".

그와 나눈 짧은 대화 몇 마디가 그렇게 기분이 좋을 수가 없었다. '말'이란 얼마나 다른가? '아' 다르고 '어' 다르다는 흔한 그 말의 기능에 대하여 잠시 생각해 본다. 뱉어내는 순간 칼이 되어 사람을 찌르는 말이 있는가 하면, 방금처럼 마음의 온기를 나눠주는 말이 있다.

'한마디 말이라도 함부로 뱉지 말아야지'

'좋은 말을 할 자신이 없으면 차라리 침묵해야지' 속으로 되뇌어 보았다.

오늘은 오랜만에 아침 출근길이 바빠 장식품으로만 놓여있던 수동 커피 블렌더를 꺼내어 본다. 먼지를 닦고 손잡이를 돌릴 때 힘 조절을 잘해가며 커피콩을 갈았다. 갈기만 하는데도 진한 커피향이 실내에 퍼져나가기 시작했다. 거친 분말이 된 방금 간 신선한 커피를 여과지에 넉넉히 덜어 담는다. 스테인리스 주전자에 끓여놓은 물도 알맞게 식었겠다. 정식으로 배워본 적은 없지만 눈짐작으로 터득한 '핸드드립 커피'를 내려 본다. 눈앞에서 신선한 커피에서만 볼 수 있는 현상이라는 '크레마'가 올라오는 걸 보는 것도 향기로웠다. 통밀빵 한 조각을 노릇하게 구워 커피와 함께하기로 했다. 꼼꼼히 잼을 바르고 얇게 자른 사과를 한 쪽 올려봤다. 때마침 얼마 전에 사놓은 '천혜향'과 전날에 만들어 둔 칙피 샐러드까지 있으니 꽤 만족스러운 브런치 한 접시가 완성되었다.

SNS에서 한창 '자기 계발'이니 '미라클 모닝'이니 하는 루틴이 유행한 적이 있다. '성공한 인생'을 살려면 새벽에 일어나 일정한 패턴을 지켜가라는 것이었다. 나도 몇 달간 새벽 5시에 일어나 그 루틴을 따라 경험해 보기도 했다. 내가 이해하기론 그 방면의 '멘토'로 불리는 이들의 주장은 이랬다. 성공한 인생의 주인공이 되기 위한 노력으로 '긍정적 확언'과 자기 암시적 '필사'를 하는 루틴을 만들어 실천하라고 말이다. 좋은 말인데 여기서 말하는 '성공의 기준'이란 게 내겐 모호하게 다가왔다.

그러고 보니 나는 '오트 라테' 한 잔이면 행복해질 수 있는 사람이다. 햇살 좋은 천변을 걷다 반짝이는 윤슬을 보며 텀블러에 담은 '오트 라테' 한 잔을 마시면 세상 부러울 게 없어진다. '성공'의 자리에 '만족'을 끼워 넣으니, 지금 이대로도 충분히 행복하다. '무엇이 되어야지, 되고 싶어' 라는 생각 대신 지금 있는 그대로 나를 받아들이니 모든 게 그냥 넘치게 좋다. 너무 애쓰지 말아야지, 이 또한 성공한 인생이니까!

# 겨울 숲에서 '마살라 짜이'

'마살라 짜이'는 인도인들이 생활 속에서 자주 마시는 '차'의 이름이다. 일반적 잎차를 우려 마시는 차와 달리 찻잎에 '마살라'라고 부르는 각종 향신료을 섞어 끓여 낸다는 점이 특이하다. 여기에 우유를 더해 한 번 더 끓여 내기에 간단한 요기용으로도 좋다. 내 인생 첫 마살라 짜이는 인도 여행 중 야시장 골목에서 마셔본 짜이였다. 분위기에 취해 얼떨결에 마셔본 논비건 짜이였다. 여행에서 돌아온 이후 나는 비건 짜이티를 끓여 마셨다. 우유 대신에 두유나 오트유를 더해 끓이는데 오래 끓여 마시다 보니 맛을 내는 노하우까지 생겨, 이젠 맛없게 끓여 낼 자신이 없을 정도가 되었다.

11월, 단풍 든 잎들이 우수수 떨어지면 바람도 함께 차가워진다. 숲은 순식간에 표정을 바꿔 겨울을 예고하듯 쓸쓸한 분위기에 젖는다. 그리고 나는 이 계절의 숲 또한 봄가을 숲만큼이나 사랑하는 사람이다. 인적이 줄어들기 시작한 12월의 숲은 고독한 현자의 얼굴을 하고 있다. 매섭게 부는 산바람은 간신히 붙어있는 나뭇잎들에게 '이제 그만 놓으라고' '내려오라고' '떨어져 흙 속의 거름이 되라고' 말하는 듯도 보인다.

멀리서 보면 겨울 숲은 커다란 검은 섬처럼 무채색을 띠고 있다. 그러나 또 자세히 들여다보면 각각의 검은 실루엣으로, 혼자 서있는 사람처럼 일정한 거리를 둔 채 따로 또 같이 서 있다. 나무가 사람을 닮은 것인지, 사람이 나무를 닮고 싶어 하는 것인지, 인간이 자연 속에 있을 때 얼마나 행복해지는지 숲에 있을 때 깨어나는 내 감각을 통해 알게 되었다. 그러므로 우리는 모두 자연을 떠나서는 살 수가 없는 존재인 것을 새삼 느끼곤 한다.

그런데도 게으름에 쫓겨 숲에 가지 못한 날이 너무 길어질 때가 있다. 때마침 그 무렵이 겨울이라면 나는 호시탐탐 그 숲의 그 나무에게로 갈 궁리를 한다. 강릉의 명주 상회에서 조제한 마살라 짜이에 오트유를 더해 끓이면 내 기준에선 최고로 고급스러운 짜이티가 완성된다. 튜메린을 비롯한 향신료가 넉넉히 섞인 짜이 티 잎을 3티스푼 담뿍 떠 넣고 알맞게 물을 부어 냄비에서 끓인다. 10분이 채 안 넘게 중불로 끓이다 보글보글 끓어오를 때 약불로 줄인 후에 오트유를 추가해 더 끓인다. 동시에 유기농 설탕을 입맛에 맞게 추가하고 마지막 비장의 무기인 죽염이나 볶은 소금을 반 티스푼을 추가하면 완성이다. 불을 끈 후에는 잠시 뜸 들이는 시간을 주는 것도 좋다. 완성된 짜이티는 거름망 국자를 이용해 건더기를 걸러내며 보온병에 담는다. 집에서 마실 땐 차를 컵에 따른 후 계피가루를 살짝 뿌려서 마시면 향이 잘 어울려 맛이 더 좋아진다.

이제 곧 3월인데, 3월이면 영락없이 봄이라 불러도 되겠지. 하지만 어쩐지 봄이 기다려지기도 하고 그렇지 않기도 하다. 따뜻해지기 전에 숲에 다녀와야겠다. 짜이티 한 통을 끓여 배낭에 담고 잣나무숲 그 나무 아래로 가야겠다. 햇빛이 내 머리 위를 내리쬐는 낮 1시 무렵 그 나무에 기대어 앉아 짜이티로 가벼운 점심을 먹으며 숲에 감사드리고 와야겠다.

# 제갈량의 만두

'아힘사(Ahimsa)'란 산스크리스트어로 요가 철학에서 밝히고 있는 자비로운 생활 방식을 이르는데 최근 만두의 기원을 살펴보다가 이 단어를 떠올리게 되었다. 만두를 검색하다가 알게 된 제갈량의 일화 때문이었다. 이렇게 소개하고 있었다. 제갈량이 남만을 정벌하고 돌아오는 길에 심한 풍랑을 만나자, 종자(從者)가 만풍(蠻風)에 따라 사람의 머리 49개를 수신(水神)에게 바치고 제사를 지내야 한다고 진언했다. 이에 제갈량은 살인할 수는 없으니, 밀가루로 만인의 머리 모양을 빚어 제사를 지내라는 꾀를 내었고 이대로 했더니 풍랑이 가라앉았다고 한다. 즉 이것이 만두의 시초이다.* 살아있는 소를 죽여 제사를 지내기 싫었던 피타고라스처럼 제갈량 또한 사람을 죽여 제사를 지내고 싶지 않은 자비심의 소유자인 것을 짐작할 수 있는 부분이었다.

어릴 때 외가에 가면 애호박을 볶아 소로 넣은 사각만두를 만들어 먹는 걸 흔히 보곤 했다. 그 무렵의 내게 그게 그리 흥미를 끈 주제는 아니었으나 반죽을 밀어 같은 크기로 잘라내던 외숙모의 솜씨가 떠오른다. 북적거리던 외사촌들의 웅성거림도 아득히 함께 말이다. 명절이 다가올 무렵 내 어머니도 만두를 빚곤 했다. 잘 치댄 밀가루 반죽을 일정한 크기로 잘라 동그랗게 밀면 만두피가 만들어졌다. 김치와 두부 등 그때는 미처 내가 몰랐던 여러 가지를 섞어 만두속을 만드셨는데, 그보다는 만두피 만드는 장면만이 선명하다. 채반에 고른 크기로 만든 만두가 쌓이면 김이 오르는 찜통에 한꺼번에 쪄서 펼쳐놓으셨다. 찌기 전 뽀얗던 만두피 색은 식어가며 속이 비치는 투명한 색으로 변해갔다.

'엄마가 이렇게 많은 만두를 만드시니 조만간 우리는 떡만둣국을 연속으로 먹겠구나' 혹은 '서울에서 손님이 오겠구나' 짐작해 볼 수 있었다. 그런데 집 만두에 별 관심이 없던 내가 요즘은 하루가 멀다고 만두를 빚어 먹고 있다. 어릴 때 그렇게나 자주 보던 그 만두를, 항상 일손 바쁜 엄마를 거들기는커녕, 맛있게 먹을 줄도 몰랐던 그 만두를 말이다. 내가 요즘 사로잡힌 만두는 왕만두로 만두피도 어릴 때 먹던 쫄깃한 그 식감을 떠올리며 직접 만들기로 했다. 밀가루에 소금 한 꼬집, 올리브유에 뜨거운 물을 조금씩 부으며 익반죽해서 잠시 두어 숙성시켰다. 중요한 만두소 만들기는 만들어 놓은 비건 배추김치가 있어서 별 걱정이 없었다. 두부 2모에 배추김치 반포기, 당면 조금, 숙주 한 봉지가 만두 속의 기본 재료다. 먼저 면 보에 두부를 넣어 으깨고 짜며 수분을 없앤다. 그다음 배추김치는 굳이 헹구지 않고 양념 있는 채로 꼭 짠 후 송송 다져 두부와 잘 섞는다. 데친 숙주는 짜서 추가한다. 뜨거운 물에 삶은 당면을 찬물에 헹구지 말고 그대로 체에 두었다가 잘게 잘라서 섞는다. 들깻가루와 채식 양념 가루와 참기름 후추 조금 넣어 골고루 치대듯 반죽해서 하루 전날 냉장고에 넣어 숙성시킨다. (시간이 없을 땐 잠시 두었다가 써도 된다.)

숙성된 반죽은 치대어서 원하는 크기만큼 잘 밀어서 놓은 후 준비해 놓은 소를 듬뿍 채워서 왕만두를 빚으면 된다. 겨울이 생일인 아들 Jay를 위한 요리로 '왕만두 전골'을 정한 후 만들었는데 사는 만두로는 왕만두의 맛을 살리기가 어렵기 때문이었다. 손이 많이 가긴 했으나 집에서는 우리밀 가루로 만두피를 만들 수 있어서 좋았다. 만두피 만들기는 중력분 우리 밀가루에 소금과 올리브유 조금 넣고 익반죽해서 한참을 치대어 뭉쳐놓아 숙성시켰다 밀어서 만들었다. 이렇게 만든 채식 왕만두를 주재료로 버섯과 채소들을 미리 우려낸 채수에 모둠으로 담고 끓여 낸 뜨끈한 왕만두 전골은 정말이지 성공적인 맛이었다. 어느 외식 부럽지 않은 채식 겨울 생일상이었다. 그 후로는 만두피를 사서 만두를 빚었는데 사는 만두피 재료가 수입 밀가루인 것 말고는 시간의 효율성 면에서 꽤 좋았다. 3인 가족 기준으로 만두속 재료는 두부 2모와 배추김치 반 포기에 당면 한 주먹이다. 거기에 들깻가루, 채식 양념, 참기름, 후추만 있으면 얼마든지 맛있는 만두 속을 만들 수 있다. 무엇보다 내 손으로 만들어 먹는 만두는 속에 무엇이 들었는지 환히 알 수 있다는 점이 좋았다. 온통 속을 알 수 없는 것들에 둘러싸여 있다는 느낌이 들 때, 그 속을 낱낱이 알 수 있는 내가 빚어 먹는 만두는 특별한 기운을 줄 것만 같다.

# 보약 채소탕

요즘 들어 더욱 더 단순함이 최고의 미덕과 가치라는 걸 느끼곤 한다. 이 느낌의 기준은 글쓰기나 옷 입기, 인테리어 등에서 적용되는데 요리에서 특히 더 그렇다. 최근 맛있게 끓여 먹은 봄동 된장국만 해도 봄채소인 '봄동' 하나로 끓인 국이다. 마늘과 파도 넣지 않은 무와 오신채지만 국에서 단맛이 났다. 마땅한 식재료가 없는데, 집에 감자가 있다면 주저 없이 감잣국을 끓이는 쪽이다. 적당한 크기로 자른 감자는 자를 때 생긴 모서리를 둥글게 다듬어 국을 끓일 냄비에 먼저 넣고 기름 조금과 물로 볶는다. 그다음 냉수를 붓고 다시마 한두 조각을 넣어 감자가 어느 정도 익을 때까지 센 불에 끓인다. 국간장과 연두 등의 조미료로 간을 하고 불을 끈 후 취향에 따라 들깻가루를 넣으면 영양 균형이 잘 맞는 감잣국의 완성이다.

김장철에 흔한 배추와 무로 끓이는 배춧국과 무국을 비롯해 시금칫국, 콩나물국, 아욱국, 미역국 등등. 고기는 물론, 멸치 하나 없이 채소 한 가지만으로 끓여 내는 국물의 맛은 충분히 훌륭하다. 흥미로운 건 다양한 채소들을 몰아넣고 끓여 낸 국도 맛이 좋다는 거다. 겨울이 오면 나는 특히 여러 종류의 채소들을 큰 통에 담아 채소탕을 끓여 먹는다. 양파를 볶다가 다시마 채수물을 붓고 감자를 더해 익히고 브로콜리, 흰 대파, 표고버섯을 넣고 끓이다 마지막에 토마토까지 넣는 식이다. 다이어트가 필요할 땐 따끈한 국물에 두부를 듬뿍 넣고 들깻가루를 끼얹어 먹어도 좋았다. 겨울에 특히 잘 어울리지만, 다른 계절에도 끓여두고 시원하게 먹어도 좋다. 감기 기운이 있을 때 따끈한 채소탕 한 그릇과 신선한 과일, 그리고 휴식은 감기약을 대신하는 특급처방이었다.

고백하자면 사실 내 채소탕의 근본은 요리하기 귀찮아서 집에 있는 채소들을 털어 넣고 끓여 먹다 탄생한 거라 할 수 있다. 그런데 먹다 보니 체온을 높여주고 면역력을 길러줘 웬만해선 감기에 걸리지 않는 기초체력을 길러주는 게 아닌가. 바야흐로 지금은 '면역력'이 중요한 시대다. 면역력이 떨어지면 전염병에 걸리기 쉽고 팬데믹의 위험성에 노출되기 쉽기 때문이다. 면역력 부자야말로 재테크 부자에 뒤지지 않을 진정한 부자라는 생각도 든다.

가장 최근의 채소탕에는 다른 채소보다 양배추의 양을 넉넉히

해서 끓였는데 맛이 더 달았다. 언제 다시 코로나 팬데믹이 와도 이상하지 않은 시대를 살며, 나를 지킬 수 있는 건 나밖에 없다는 생각이 든다. 땅을 기반으로 씨앗을 뿌리고 자라난 채소들이 있어서 얼마나 고마운지, 그들을 키워 내게로 보내준 농부들의 손길 또한 어찌나 고마운지 아무리 말해도 지나치지 않다. 오늘 저녁엔 겨울무에 어울리는 채소들을 듬뿍 넣어 채소탕을 끓여 먹으려 한다. 오트밀이나 누룽지를 넣어 먹어도 좋지만, 대파와 두부를 듬뿍 넣어 먹을 생각이다.

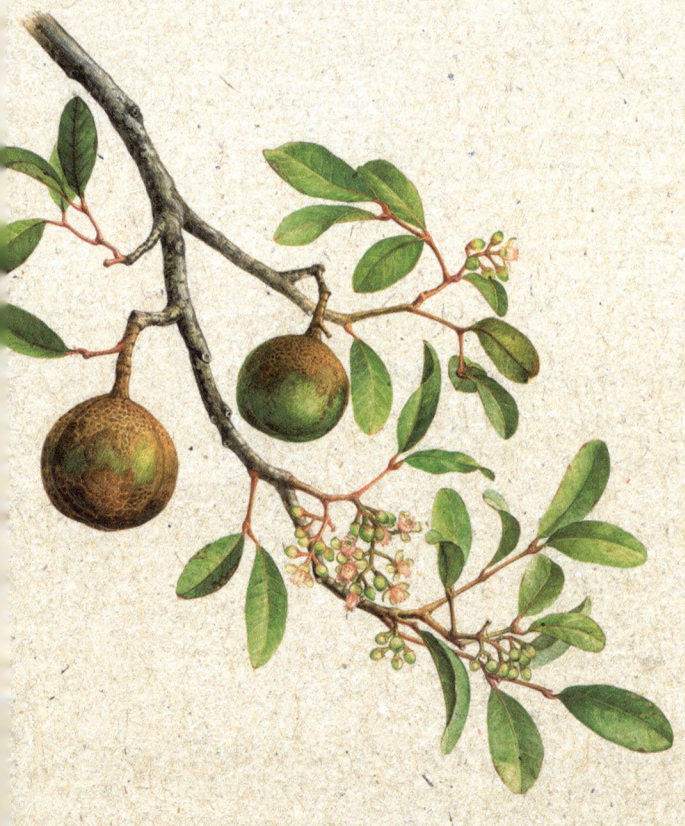

2부

## 연민주의자들

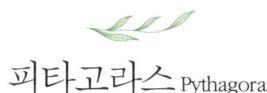

# 피타고라스 Pythagoras

"창자를 창자 속에 묻는 것이야말로 얼마나 기괴한 죄악인가. 탐욕스러운 몸이 그 안에 밀어 넣은 다른 동물의 몸을 취해 살찌는 것은 얼마나 기괴한 죄악인가. 살아있는 생물이 다른 살아 있는 생물의 죽음으로 인해 살아야 한다는 것이 얼마나 기괴한 죄악이란 말인가."

-피타고라스 어록

'피타고라스'는 '살아있는 소'를 대신해 제자들과 함께 밀가루와 꿀을 개어 소 모양 케이크를 만들어 제단에 바친다. 이 이야기에 감화된 나는 '피타고라스의 정리'를 기념해 탄생한 이 '소 형상 케이크'야말로 '비건 케이크'의 원조라는 주장을 하게 되었다.

물론 요즘의 엄격한 비건 기준으로 보면 벌의 노동으로 얻은

꿀이 살짝 애매할 수도 있지만, 기원전 570년 전이 아닌가. 그 정도면 비건 케이크라 봐도 무방할 듯싶다. '피타고라스의 정리'의 창시자인 '피타고라스'는 기원전 6세기 중엽 사모스섬에서 태어났다. 그는 말 못 하는 동물이 학대당하는 걸 보면 절대 모른 척 지나치지 못하는 따뜻한 영혼의 소유자였다. 자기 제자들에게 철저히 채식을 시켰음은 물론이고 불교적 세계관인 윤회설을 주장한 엄격한 채식인이었다고 전해진다.

당시 관습에는 '위대한 발견'을 하게 되면 살아있는 '100마리'의 소를 죽여 제단에 바치는 기념의식을 올렸다고 한다. 하지만 피타고라스는 제물이 될 소들이 겪게 될 고통과 희생을 외면할 수 없는 사람이었다. 그렇기에 소를 죽이지 않고도 제단을 꾸밀 방법을 찾게 되었고, 찾아낸 해결책이 밀가루로 소 모양을 만들어서 제단에 바치는 거였다. 유명한 피타고라스의 정리 외에도, 그가 인류 최초의 비건 케이크를 만들었다는 점을 간접적으로 시사하는 대목이 아닐까 싶다.

아니 그런데 이분은 어쩌자고 수학 싫어했던 내 앞에 이제야 나타나신 걸까. 피타고라스와 나 사이에 공통점이라면 타 생명의 고통을 외면하지 못한다는 것뿐이지만, 나는 이 일화를 통해 깊은 내적 공감을 하게 되었다. 나와는 감히 견줄 수도 없는 위대한 철학자이자 수학자이지만, 그 또한 '윤리적 비건'이 확실할 거라는 믿음과 함께 말이다.

건강을 위해서라기보단 윤리적 이유로 비건 생활방식을 선택한 내 입맛은 사실 달콤하고 모양이 예쁜 케이크를 좋아했다. 비건이 되기로 결심할 때 내적 갈등 중 하나도 그 좋아하는 케이크와 함께하는 디저트 타임을 영영 갖지 못하게 될지도 모른다는 것이었다. 2009년만 해도 비건 베이킹이 그리 흔하지 않던 때라서 더더욱 그런 걱정을 했을 것이다. 지금은 눈부시게 발전한 비건 베이킹으로 인해 맛있는 비건 빵이 너무 많아서 절제해야 할 지경에 이르렀다.

다이어트를 위해 의도적으로 케이크를 멀리하다가도 가끔은 비교적 건강한 빵을 직접 만들어 먹기도 한다. 오트밀 가루에 으깬 바나나를 넣어 천연의 단맛이 가미된 빵 베이스에 이스트, 소금, 유기농 설탕과 올리브유 약간을 넣어 실온에 두었다 구우면 소박한 비건 케이크가 탄생한다. 많이 엉성하지만 모든 재료들이 유기농인데다 빵이 없을 때는 최소한의 허기를 충족시켜주는 맛이기도 하다. 어디까지나 정해진 감과 경험에 의존하기에 빵맛이 늘 그 정도 수준이지만 비상시에 해먹을 수 있는 나만의 홈메이드 빵이라 할 수 있다.

"세상이 이렇게 변했습니다. 피타고라스 선생님!"
"기원전 6세기경에 윤리적 비건 하시느라 고생 많으셨죠?"

오늘은 엉뚱하게도 이런 생각을 해 본다. 시공을 초월해 만약에 우리가 어떤 방식으로라도 마주치게 된다면, 맛있고 아름다운 비건 식탁의 자리에 마주해 보고 싶다. 내 베이킹 실력이 늘어 꿀을 넣지 않고 만든 멋진 홈메이드 비건 케이크를 대접하고 싶다. 물론, 혹시 모를 실패에 대비하여 비건 케이크 전문점에서 미리 잘 구워둔 비건 케이크를 준비하는 것은 당연하겠지만 말이다.

## 호아킨 피닉스 Joaquin Phoenix

"우리는 인간 중심적으로 세상을 바라보는 잘못을 하고 있습니다. 우리가 우주의 중심이라고 믿고 있습니다. 우리는 자원을 얻기 위해 자연을 약탈합니다. 마치 우리의 권리라도 되는 양, 소를 강제로 임신시켜 송아지가 태어나면 어미로부터 빼앗습니다. 어미 소가 고통스럽게 울부짖는 게 분명한 데도요. 그리고 송아지가 먹어야 할 우유를 빼앗아 우리가 마시는 커피와 시리얼에 넣습니다. 우린 스스로 변화하기를 두려워하는 것 같습니다. 뭔가를 희생해야 한다고 생각하기 때문이죠. 포기해야 하니까요. 하지만 최선을 다할 때 우리 인간들은 기발하고 창의적입니다. 사랑과 자비를 원칙으로 삼는다면 우린 모든 지각 있는 존재들과 환경에 이로운 변화된 체계를 창조하고 발전시키고 시행할 수 있을 겁니다."

-아카데미 시상식 연설문 중에서

'호아킨 피닉스'는 2019년에 개봉된 영화 〈조커〉로 이듬해 아카데미 남우주연상을 받은 비건 영화배우다. 이 영화가 특별했던 건 이전의 '배트맨' 시리즈에서 악의 상징으로 그려졌던 '조커'를 입체적 관점에서 구현해 내고 있다는 점이다. 또한 영화 조커가 화제성과 함께 전 세계적으로 흥행하게 된 데에는 〈조커〉를 연기한 배우의 역량이 컸다는 것을 영화를 보며 알 수 있었다. 하지만 영화 〈조커〉를 보기 전까지 호아킨 피닉스에 관한 정보라곤 그가 다큐멘터리 〈도미니언〉의 해설을 맡았다는 것과 고(故) '리버피닉스'와 형제라는 게 전부였다. 그러다 영화 개봉 당시에서야 그가 비건 배우라는 사실을 알게 되었다. 영화 속 '조커' 그 자체로 태어난 듯 신들린 연기를 보고는 놀라지 않을 수 없었다.

그런데 그보다 더 놀라웠던 건 아카데미 시상식 자리에서의 그가 한 연설이었다. 전 세계에 생중계로 진행되는 호화로운 시상식이었다. 해마다 이 시상식의 테이블에는 최상급 스테이크와 와인이 차려지는 게 당연했다. 행사를 위해 필요한 수많은 동물의 희생쯤이야 그리 중요한 일이 아니었을 것이다. 화려한 시상식에 참석한 영향력 있는 인사와 유명 배우들의 패션을 보는 것 또한 큰 볼거리이자 비즈니스 거리였다.

배우 호아킨 피닉스는 바로 그 자리에서 누군가는 불편해할 수도 있을 연설 주제를 쏘아 올렸다. 수상자를 '환대'하기 위한 자세를 갖춘 사람들이 지켜보는 자리였다. 수백만의 시청자들 또한 생중계로 쇼를 보고 있었다. 그날 환대의 주인공이자 수상자로서 적당한 선에서의 연설만으로도 충분했을 훈훈한 축하의 자리였다.

하지만 그는 '불편한 진실'을 전 세계에 알리는 쪽을 선택했다. 결코 모르기가 쉽지 않은, 그러나 의도적으로 모른 체 해온 자본주의 속 우리들의 모순된 태도를 지적했다. '낙농업'이라는 이름 아래 '소'와 '송아지'에게 가하는 지독한 폭력에 대해 역설했다. 용기가 필요한 연설이었으리라.

'환대와 혐오'는 동전의 양면과도 같다. 깨끗이 세탁된 새하얀 린넨 식탁보의 네 귀퉁이에는 데이지꽃 자수가 수놓아져 있다. 환대하고 싶은 귀한 손님을 위해 아끼던 식탁보도 깔았다. 그 저녁 식탁의 주요리는 '안심 스테이크', 특등급 육질을 보장한다는 유명 백화점에서 사 온 것이다. 백화점 지하 정육 코너의 냉장고에는 손질이 잘 된 죽은 소의 살이 가득 들어있다. 대부분 사람들은 이런 표현보다는 신선한 고기가 가득 차 있다고 보거나 말하는 데 익숙해져 있다.

그들이 죽기 이전 어떤 과정을 거쳐 왔을지 알고 싶어 하지 않는다. 그렇다고 해서 불편한 장면을 외면하고 싶어 하는 본심을 비난하기란 쉽지 않은 일일 것이다. 그런데 왜 외면하고 싶어지는 것일까. 외면하고 싶은 마음속에 도사리고 있는 그것의 실체는 무엇일까? 나는 그것이 '연민' 혹은 '자비심'이라고 생각한다. 저도 모르게 우리 마음속 깊이 도사리고 있는 그 '마음' 말이다.

때로 차오르는 '자비심'은 용기를 불러와 그 마음이 커진 사람들을 동물권 활동가의 길로 들어서게 하기도 한다. 끝없이 이어지는 고통 속에서 도와달라고 말할 수도 없는 수많은 생명을 대변해 목소리를 낸다는 것은 위대한 일이다. 그 일은 결코 자신의 이익과 안위를 위해서 하는 일이 아니기에 누구나 마음이 있어도 피켓을 들고 거리에 나서기란 쉽지 않다.

배우이자 동물권 활동가로 신념을 따라 움직이는 용기 있는 배우, 호아킨 피닉스의 자비로운 행보는 여전히 현재 진행형이다. '혐오'를 '환대'로 바꾼 연설의 주인공, 참 멋진 비건 배우, 호아킨 피닉스에게 마음 깊이 환대의 마음을 전하고 싶다.

# 파라마한사 요가난다 Paramahansa Yogananda

"동물을 죽여야만 얻을 수 있는 가죽 물건들은 이 신성한 여행에서 마땅히 없어져야 해."

나는 길거리에 서서 『바가바드기타』에서 가죽 표지를, 그리고 내 영국제 모자에서 가죽끈들을 없애 버렸다. 정거장에서 우리는 부르드완 행 차표를 샀다. 거기서 히말라야 기슭에 있는 하르드와르로 가는 기차로 갈아탈 계획이었다.

-『파라마한사 요가난다 자서전』중에서

2024년 지금으로부터 131년 전, 인도의 고락크 푸르에서 태어난 '파라마한사 요가난다'는 일찌감치 어린 시절부터 영적인 인물이었음이 분명했다. 책을 읽다가 마주친 이분의 일화 한 줄은 '캐시미어 코트'를 아직 버리지 못한 나를 부끄럽게 만들었다. 깨달음을 향해 첫 출발을 하는 요기로서의 첫날, '파라마한사 요가난다'는 가죽으로 만들어진 책의 표지와 모자의 가죽끈조차 버리기로 한다. 먹는 것은 물론 사용하는 모든 것들에서 동물착취를 배제하는 생활방식을 즉각 실천했다. '바가바드기타' 속 가르침인 요기로서 지켜야 할 덕목인 '아힘사 철학'을 엄격하게 실천하는 것으로부터 수행의 길을 떠났던 것이리라.

윤리적 방법으로 생산되었다고 믿고 싶은 산양의 부드러운 털로 만들어진 '캐시미어 코트'는 내가 가진 겨울옷 중 제일 비싼 옷이다. '캐시미어'는 인도의 카슈미르 지방에 사는 산양의 털로 만든 실이다. 야생에서 살아가는 산양의 거칠고 긴 털 밑에 자리 잡은 부드러운 털로 봄에 털갈이할 때 자연스레 빠지기 직전의 털을 한 올 한 올 정성스럽게 빗질하여 채취된 후 섬세한 실로 직조된다고 전해지고 있다. 자연히 품이 많이 들어갈 수밖에 없으므로 가격이 비싸지는 건 당연한 일이다. 이렇듯 캐시미어는 일명 섬유의 보석이라고도 불리며 겨울용 의류를 만드는 고급 섬유에 속한다.

코트를 살 때만 해도 하지 못한 어떤 생각 하나가 파라마한사와 함께 떠오르자 내 마음은 불편해졌다. 오리털 파카를 만들기 위해 산 채로 털을 뽑아 만들진 않는다지만, 산양의 입장에서 빗질 당하는 게 좋았을까. 싫다는 의사 표현을 할 수 있었을까. 싫다고 한들 누가 산양의 괴로움을 이해하고 들어줄 것이란 말인가. 가격이 특히 비싼 이유가 윤리적 생산 방식이라는 백화점 종업원의 설명을 어찌 그대로 믿을 수 있단 말인가.

겨울에 입고 쓰는 제품 중 동물성 소재가 아닌 것들을 찾아보기란 낙타가 바늘구멍 들어가기 만큼이나 어렵다. 오리털과 메리노 울 코트보다야 낫다고 해도 캐시미어 코트 또한 동물로부터 온 것임이 분명하다. 가혹한 착취가 일어나지 않았다고 동물로부터 온 것을 부정할 수는 없을 것이다.

먹는 것과 입는 것, 신는 것 등의 내게 소용되는 것들 모두에서 동물착취를 배제하겠다는 생활 방식을 선택한 '윤리적 비건'이라면서. 여전히 이 코트를 보유 중인 비건 인간의 딜레마가 아닐 수 없다. "그럴 수 있지 뭐, 새로운 코트를 사는 것보다는 기왕에 갖고 있는 것들을 오래오래 입는 게 더 나아." '그게 지구를 위한 지속 가능한 생활방식일 거야.' 라고 해봐도 '버리지 못하거나 습관적인 욕망' 그 이상도 그 이하도 아닐 거라는 자괴감이 드는 걸 어쩔 수 없다.

어린 소년이던 '파라마한사'는 경전을 싸고 있는 가죽 표지를 버리고, 신고 있던 가죽 신발도 버렸다. 심지어 영국제 모자에 둘러져 있었던 가느다란 가죽끈조차 떼어내었다. 수행의 길에 방해

되는 것들을 단호하게 쳐내는 장면은 인상적이다. 이 정도는 되어야 '요기' 즉 '요가 수련의 길을 걷는 자'라 부를 수 있는 것일까?

나는 그처럼 어린 나이에 구도의 길을 떠날 인연도, 뜻도 세우지 못한 채 아직도 캐시미어 코트를 보유 중이라니 슬픔이 몰려온다. 지극히 평범한 데다 단호하지 못한 비건 인간은 그럼에도 불구하고 '파라마한사 요가난다'를 읽다가 배운다. 나는 너무 평범하게 태어나서 일찌감치 히말라야로 떠날 기회를 얻지 못했지만, 그렇다고 너무 자책하지는 말자고 못난 슬픔을 위로해 본다.

## 다이애나 황태자비 Diana Frances Spencer

 다이애나 황태자비의 모습이 담긴 사진들 중 아름답지 않은 것을 아직까지 본 적이 없다. 왕실 가족이 되기 전의 평범한 모습으로부터 세기의 결혼식 날 드레스를 입은 모습까지 환상 동화 속의 공주님 그 자체였다. 아이를 낳고 학부형이 된 후에도, 자선단체 음악회에서 음악을 즐기는 순간에도 그녀는 언제 어디서나 자연스럽게 빛나는 아름다움이 있었다.

 그토록 아름다운 다이애나가 어느 날 갑자기 우리 곁을 떠났다. 그것도 아주 충격적으로 말이다. 1997년 8월 31일, 다이애나 영국 황태자비가 타고 가던 차는 파파라치를 피하려다 뒤집히는 대형 교통사고를 당하게 된다. 다이애나는 평생 '파파라치'들의 카메라에 시달렸는데, 그녀의 일상 모습을 좋아하는 대중들이 원인을 제공하게 된 것이라 볼 수 있을 것이다. 당시의 모든 세계 뉴스를 뒤덮었던 충격과 애도의 기사량이 어마어마했던 걸로 기억한다. 죽음을 향해 달려가는 마지막 의식 속에서 그녀는 무슨 생각을 했을까.

다이애나는 그늘 속에 가려진 채 고통받는 존재들에게 관심이 많은 사람이었다고 한다. AIDS 환자들, 병든 어린이들, 전쟁 희생자들의 헌신적 옹호자로 기억될 만큼 무수히 많은 미담과 함께 전해지고 있다. 후에는 국제동물 권리단체의 대표 역할까지 맡았다고 하니 진심이 아니고선 할 수 없는 일이 아닐까, 싶다. 다이애나는 다양한 분야의 예술과, 예술가들을 사랑하는 자유로운 영혼의 소유자이기도 했다.

왕실 결혼으로 영국 로얄 패밀리의 일원이 되었지만, 그녀가 주목한 대상은 강자가 아닌 약자의 삶이었다. 약자인 동물들에게 고통을 주지 않으려는 진심 어린 노력과 실천을 하는 다이애나야말로 진정한 윤리적 비건이었다. 그로서는 영국 왕실의 사냥 행사에 참여하는 일이 너무도 싫었을 터, 이 또한 왕실의 미움을 살만한 일이었을 것이다. 그녀를 따라다니는 왕과의 불화설은 이런 일들로부터 비롯되지 않았을까 짐작된다. 전통을 자랑하는 왕실에서 그녀가 할 수 있는 건 자신의 패션에서 모피를 제외시키는 것까지였을 것이다.

영국 사절단과 함께 한 그녀의 첫 번째 미국 방문에서의 꽤 유명한 일화가 전해져온다. 미국 측에서는 다이애나의 일행을 위해 17코스의 채식 메뉴로 비건 연회를 준비했다고 한다. 왕실 소속의 다이애나가 비건이 아니었다면 결코 있을 수 없는 일이었을 터, 연회를 위해 소비되었을 수많은 동물들의 목숨을 다이애나가 구한 셈이다. 신념을 배경으로 일어난 소소한 그의 행적들은 은근히 퍼져나가게 되어 대중들의 뇌리에 박히게 되었다.

아직도 영국, 독일, 네덜란드, 미국에 있는 PETA(동물을 윤리적으로 대우하는 사람들)의 지부들은 다이애나에 대한 감사 표시로 그녀의 이름을 딴 영구 장미 숲을 조성할 계획이라고 한다. 이틀 후가 8월31일, 미풍에 살랑이듯 자연스레 넘긴 앞머리의 쇼트커트, 선한 미소를 가득 담은 푸른 눈동자가 눈에 선하다. 너무도 아름다운 외모에 가려 아름다운 내면이 잘 알려지지 않았던 다이애나. 어느덧 다이애나가 죽은 지 25년이다.


영국의 팝 가수 엘튼 존이 다이애나를 추모해 만든 〈Candle In The Wind〉라는 노래가 있다. 불운한 사고로 세상을 등진 다이애나를 추모해 만든 노래로 알려져 있다. 그런데 사실 이 노래의 원곡은 〈Goodbye Norma Jean〉(노마 진은 매릴린 먼로의 본명임)이다. 오랫동안 매릴린 먼로를 좋아했었던 엘튼 존이 먼로가 죽자, 그녀를 추모해 만든 곡인데, 당시에는 큰 인기를 끌지는 못했다고 한다.

영국의 다이애나 황태자비(妃)를 사후 추모하는 마음이 컸던 엘튼 존이 제목을 바꿔 〈Candle In The Wind〉로 리메이크해 부르게 된다. 마침내 이 노래는 대중의 큰 인기를 누리며 다이애나 추모의 곡으로 오늘날 자리매김하게 된 것이다. 만약에 아직 다이애나가 살아 있었다면, 한층 깊어진 영혼을 지닌 원숙한 아름다움으로 빛나는 내 또래의 여성이었을 것임이 분명하다.

우연히 날짜가 맞아 다이애나 왕세자비 추모 25주기 글이 되었다. 부족하지만 내 애도의 방식은 비건 생활자로서 보여준 자비로운 행동을 기억하고 경배하는 데 있다. 그늘 속에 가려진 채 고통받는 존재들을 외면하지 않고 목소리를 내고 행동한 위대한 연민과 자비로운 마음에 이제라도 깊은 고마움을 전하고 싶다. 아름다운 영혼의 다이애나여, 당신이 살아온 삶을 존중하며 존경합니다.

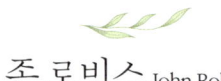

# 존 로빈스 John Robbins

"아버지, 인간의 행위 때문에 환경이 빠르게 악화하고 있고, 어린이들이 굶주림으로 2초마다 한 명씩 죽어가고 있어요. 이런 상황에서 서른두 번째 아이스크림 맛을 만들어 내는 것이 저에게 어울린다고 생각하세요?"
- '배스킨라빈스 31'의 유일한 상속자
존 로빈스가 아버지에게 한 말

'존 로빈스'는 미국의 작가이자 '환경 운동가'이다. 또 하나 그는 세계적인 아이스크림 부호 '배스킨라빈스'의 아들이자, 약속된 부의 길을 포기한 재벌 상속자이기도 했다. 그는 약 두 달간 도살장에 잠입해서 공장식 축산의 비인도적이고 모순적인 실태를 목격하게 된 후 환경 운동가의 길을 걷기로 한다. 세계적 유통망을 보유한 태생부터 금수저였던 재벌의 아들로 태어났지만 약속된 부를 거부하고 채식 운동과 환경운동에 뛰어들었다는 사실은 특별히 인상적이었다.

1987년, '존 로빈스'는 『새로운 미국을 위한 식사』(한국 번역판 『육식, 건강을 망치고 세상을 망친다』)라는 책을 펴냈다. 이 책은 당시 육류를 주로 섭취하는 미국식 표준 식단에 큰 충격을 주며 베스트셀러 자리에 오르게 되었다. 그는 책 속에서 '육식이 건강을 망치고 환경을 파괴한다'라는 당시로서는 충격적인 주장을 펼쳤다. 미국인들의 식탁에 오르는 음식물 뒤에 '숨겨진 폭탄'의 진실을 낱낱이 폭로한 '진실의 전달자'이기도 했다.

이 책을 펴낼 당시 '배스킨라빈스'는 대단한 명성과 비전으로 한창 전 세계로 뻗어나갈 때였다. 사업적 성공과 함께 대중의 관심과 인기 또한 대단했다. 상대적으로 '비건'과 '비거니즘'에 대한 관심과 정보는 미약할 때였다. 게다가 존 로빈스는 배스킨라빈스 가문의 최대 상속자가 아닌가. 그는 책 속에서 육우업계에서 소를 실어 나르는 트럭의 환경을 자신이 경험 한 바 그대로 서술한다. 이 과정에서 죽어 나가는 소에게 초점을 맞춘다. 더욱 심각한 것은 수많은 화학약품과 호르몬제, 항생제가 소에게 투여된다는 것. 이런 소고기를 위해 갖가지 영양소가 '단백질'이라는 이름으로 제시된다는 것. 그는 미국이라는 '단백질 제국'의 허상을 직접 보고 느낀 대로 고발하기에 이른 것이다.

출간 이후 그에게는 7만 5천여 통에 이르는 독자들의 편지가 전해져 왔다고 한다. 이만큼 존 로빈스의 책은 실제적인 변화를 끌어내는 데 큰 역할을 하게 되는 계기를 마련했다. 그의 책의 독자들로 인해 출간 5년 만에 미국에서 소고기 소비가 20%나 감소했다고 하니 엄청난 파급력이라 할 만하다. 수많은 독자의 마음을 움직여 채식주의자의 길로 이끌었다니 작가로서의 탁월한 재능과 더불어 글이 지닌 위대한 힘을 새삼 느낄 수 있었다.

그의 두 번째 책은 『음식 혁명』이다. 저자는 (미국) 전국목축업자의 주장과 환경단체인 월드워치연구소의 주장을 대비해 제시하며 '누구 말이 옳은가?'라는 질문을 던진다. 그는 89년 '어스세이브(Earthsave · www.earthsave.org)'와 'YES(Youth for Environmental Sanity: 환경 건강을 위한 청년 모임 · www.yesworld.org)을 창립했다. "많은 사람들이 식물 위주의 식단으로 전환할 수 있도록, 지구상 모든 생물에 동정심을 갖도록, 도우면서 살아보자"라는 슬로건을 든 채 지속적으로 운동을 펼치게 된 것이다.

현재의 내 식단에서 유제품은 영원히 사라졌지만, 한때는 아이스크림을 즐겨 먹던 때도 있었다. 칼슘 섭취를 위해 하루에 한 장씩은 체다 치즈를 먹어야만 하는 줄 알았다. 소와 송아지의 피눈물이 배어 있을 거라고는 생각은 아예 하지도, 할 생각조차 갖지 않았다. 대신 아무렇지도 않게 그것들을 소비했었다. 내 유제품 소비로 인해 늘어날 생산량을 맞추기 위해 착취돼야만 했을 무자비한 시스템 따위에는 관심조차 기울이지 않았다.

갓 태어난 송아지가 먹어 마땅힐 초유는 인간이 먹어야 하기에, 송아지 입에 스테인리스 재갈이 물린다는 것도 최근에야 알게 되었다. 인간이든 소든 '초유'는 새끼의 것이다. 하지만 출산 이후의 엄마 소에게는 어미로서 본능일 제 새끼에게 접근조차 허용되지 않는다 한다. 이 얼마나 모진 일인가.

1945년, 캘리포니아에 최초 설립된 '배스킨라빈스 31'은 여전히 세계적으로 유명한 아이스크림 기업이다. 10년 만에 미국 내 400개 이상의 매장을 둔 어엿한 기업으로 성장했으며 우리나라에는 1986년 8월 서울, 명동에 1호점을 정식으로 오픈했다고 전해진다. '아이스크림 케이크'를 비롯, 아이들이 좋아했던 '슈팅 스타', 내가 좋아했던 '체리 주빌레' 등 논비건 시절에 즐겨 먹던 아이스크림들의 이름이다.

그런데 문득 이쯤에 드는 생각 하나, 만약 내 아버지가 세계적인 아이스크림 배스킨라빈스 기업을 소유한 재벌이었다면. 나도 그럴 수 있을까? 그처럼 재벌의 길을 외면할 수 있었을까. 다 버리고 적극적 사회 운동가의 길에 뛰어들 수 있었을까 말이다. 결코 쉬운 일이 아닐 것이다. 그래서 신념을 따라 행동한 '존 로빈스'가 더 위대한 작가라는 사실을 알 수가 있다. 하여 지금 당장 내가 할 수 있는 일은 진심을 담아 그의 활동에 경의를 표하고 싶다는 것이다. 지구와 이 세계를 위해 오래오래 건강하시기를 바라는 것이다.

31일 동안 매일 다른 맛의 아이스크림을 선보인다는 의미에서 붙여진 이름인 '배스킨라빈스 31'에는 실제로는 31개가 훨씬 넘는 가짓수의 아이스크림 맛을 보유하고 있다고 한다. 그런데 그 다양한 맛의 아이스크림들이 다 논비건이기에 비건들에게는 여전히 그림의 떡인 셈이다. 다행히 최근 들어 '오트리'라는 식물성 귀리 음료 제품과 협업으로 두 종류의 배스킨라빈스 비건 아이스크림이 새로 나와 있다. 만들어 준 게 고맙고 단종 될까 겁나서 종종 사먹고 있다. 우유가 아닌 순 식물성 귀리유로 만든 비건 아이스크림은 맛도 담백하고 우유에 비해 위에 부담이 적어서 비건, 논비건에게도 반응이 좋은 걸로 알고 있다. 창사 79년 만에 출시되어 나온 달콤한 커피 맛 비건 아이스크림을 먹으며 '존 로빈스'의 선택을 짐작해 본다. 그의 첫 책 『새로운 미국을 위한 식사』가 나온 지 37년 만에 나온 첫 비건 아이스크림이다.

# 안토니 가우디 Antoni Gaudi

"옷차림을 보고 판단하는 이들에게 이 거지 같은 가우디
가 이런 곳에서 죽었다는 것을 보여주게 하라. 그리고 난
가난한 사람들 곁에 있다가 죽는 게 낫다."

-사고당한 가우디의 마지막 말

 안타깝게도 나는 '안토니 가우디'가 설계한 '성가정 대성당(사그라다 파밀리아 대성당)'에 가보질 못했다. 문장 앞에 '아직'이란 단어를 끼워 넣지 못하는 건 언제쯤 가게 될지 미지수이기 때문이다. 하지만 이 성당을 지은 건축가인 '안토니 가우디'가 비건에다 별자리까지 나와 같은 '게자리'였단 사실을 알고 난 후 마음이 바뀌었다. 언젠가 꼭, 반드시 가우디가 설계한 대작품을 보러 갈 것이란 거다. 뜬금없는 동기유발이라 누가 뭐라던 그렇게 생긴 마음

을 숨기고 싶진 않다.

가우디 대성당을 지어 세계적 명성을 얻은 건축가 안토니 가우디의 사생활은 엄격한 가톨릭 신자이자 독신의 채식주의자로서의 생을 살았다. 건축적인 영감을 주로 거대한 자연에서 얻었기에 숲과 나무를 본뜬 작업이 많았다고 한다. 스페인은 2002년에 가우디 탄생 150주년을 맞아 "국제 가우디의 해"를 선포했다. 가우디는 괴테의 자연론 속 주장인 '자연에는 직선이 존재하지 않는다'에 깊이 공감했기에 건축물에 일관되게 곡선을 사용했다. 신의 작품인 자연을 모사하는 것이야말로 신에 대한 찬양이라는 신념을 따라 그의 일과 또한 사제의 생활과 다를 바 없는 날들을 살았다고 한다. 미사와 아침 묵상, 삼종기도, 산책, 고해성사는 물론, 평생 남루한 옷을 걸치고 찬물로만 씻는 검소한 생활을 고수해 왔다는 사실은 기록을 통해 알 수 있다.

가우디의 최후는 다소 충격적이다. 언제나처럼 새벽 미사에 나가던 중 자신이 짓던 성당 앞에서 큰 교통사고를 당하는데 남루한 옷차림 때문에 택시 승차와 병원의 거부를 당하게 되었다는 것이다. 제때 제대로 된 치료를 받지 못했음은 당연한 일이었다. 오늘날 세계적 명성과 찬사를 받아 마지않는 위대한 대성당의 창조자는 물질만능주의의 잣대에 의해 74세로 길 위에서의 죽음을 맞이했다. 아이러니가 아닐 수 없다. 가우디는 1883년부터 평생 자신이 설계한 '성가정 대성당(사그라다 파밀리아 대성당)' 건설에 매진했지만, 재정 문제 등으로 완공되는 모습을 보지 못한 채 세상을 떠났다. 본인조차도 자신이 살아있는 동안 성당이 완성되리라 장담하지 못한 채 다음과 같은 말을 남기게 된다.

"나에게 죽음의 그림자가 드리우고 있다. 슬프게도 나는 내 손으로 이 성당을 완성하지 못할 것이다. 그래서 나의 후손들이, 다음 건축가가 이 건축물을 완성하고 이곳에 빛을 내려주리라."

최근 들어 종종 보게 되는 기사 중 특히 거슬리는 것은 '성직자'라는 이름을 달고 저지르는 범죄들이다. 그들의 범죄는 일반 범죄자들보다 더 교묘하게 사람의 정신을 지배하고 이용한다. 이런 세상의 와중에 평생 채식을 하고 검소하게 살다가 생전 자신이 못 보고 못 누릴 걸 알면서도 위대한 작품을 남기고 간 가우디를 떠올려보는 일은 뜻깊다. '성직자'라는 이름을 달고 살지는 않았지만, 가우디의 삶은 신이 좋아하실 만한 '성직자'의 삶이었을 거란 생각이 든다. 자연과 신에 순종하듯 살아낸 그의 철학이 곳곳에 배어 있어 한 땀 한 땀 수를 놓듯이 곡선으로만 채워졌을 가우디 성당은 그야말로 '신의 거처'가 아니었을까 싶다.

'안토니오 가우디'는 자신이 완성 못 한 대성당 앞에서 비명횡사했지만, 그의 영혼은 천국에 올라 자신이 지은 '신들의 거처'를 내려다보며 흐뭇해할 것만 같다.

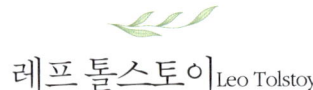

# 레프 톨스토이 Leo Tolstoy

"실로 끔찍한 것은 동물의 고통과 죽음이 아니라, 인간이 아무 필요도 없이 생물에 대한 연민과 자비심을 짓뭉개고, 잔인한 폭력을 자신에게 행사한다는 사실이다."

-톨스토이 어록

이토록 위대한 작가를 언급하려니 다소 조심스럽다. 현재의 내 지적 수준과 탐구심으로 볼 때 톨스토이에 대한 시각과 견해가 한정적일 것 같기 때문이다. 아무리 그래도 '채식주의'라는 소재 안에서 '톨스토이'에게로 가 닿은 내 시선을 거둘 수는 없기에 이어서 써보기로 했다.

그는 성공한 작가로서의 삶을 살다 자살 직전까지 자신을 몰고 간 일로도 널리 알려져 있다. 평범한 이들이 원하는 '성공'에 도달했음에도 톨스토이를 견딜 수 없게 만든 '우울'의 정체에 대해 생각해 본다. 고뇌에 찬 작가의 초상을 들여다보지만 그 영혼의 중심에는 무엇이 있었을까 짐작조차 되지 않는다. 그러다 떠오른 작품집 제목 『사람은 무엇으로 사는가』에 머물러 보게 되었다.

드라마 촬영 도중 큰 사고를 당해 죽어간 어느 퇴역 경주마의 기사를 보던 중이었다. '사람은 무엇으로 사는가?' 라는 한 줄이 삶의 '화두'와도 같다는 생각과 함께 말이다. '사람' 안에 '나'를 집어넣을 수도, '우리'를 넣어볼 수도 있겠다. 그렇다면 '어떻게 사는 게 사람답게 사는 것이라 할 수 있을까?' 사람답게 살아간다는 것의 가치 기준은 어디에 두어야 하는 것일까.

죽은 퇴역 경주마의 이름은 '까미'였다. 촬영장에 흘러 들어오기 전 그는 평생 인간을 위해 달리는 경주마의 삶을 살았다고 한다. 늙고 힘이 없어지거나 병들어 더 이상 달리지 못하게 된 말들을 기다리는 건 도축되거나 촬영장의 소품이 되는 것뿐이라고 한다. 드라마 속 소품으로 쓰이다 죽거나 다친 동물들이 어디 '까미'뿐이었을까. 까미는 드라마 속 장수를 태운 채 실감 나게 고꾸라지는 한 장면을 위해 앞 다리를 결박당한 채 달려야만 했다고 한다. 만약 이 사실이 기사화되지 않았다면 은밀하게 가려진 채, 아무도 모르거나 몰랐어야 할 일일지도 모른다. 죽은 말의 이름도, 퇴역 경주마의 삶에 대해서도 결코 알지 못했을 것이다.

하지만 세상에는 이 말의 죽음을 바라보는 여러 시선이 있다. 그 죽음이 아프고 괴로운 사람이 있는가 하면, 복잡한 세상을 살아가느라 쉽게 잊고 마는 시선도 있다. 이것은 옳고 그름의 문제가 아닌 관점의 차이라는 것을 우연히 참석하게 된 까미 사망 3주기 기자회견장에서 느낄 수가 있었다. 여건이 맞아서 기자회견에 함께했던 나와 달리 새벽 비행기를 타고 제주에서 날아온 활동가도 있었다. 제2의, 제3의 까미가 생기지 않기를 간절히 바라는 동물권 운동가들이 대부분이었다. 그날의 기자회견은 경주마 탄생의 온상지라 할 수 있는 과천의 경마장 앞에서였다. 참석을 결정한 당일 아침에 나는 급히 손글씨 피켓을 만들었다. 〈말은 물건이 아닌 생명입니다, 착취 산업을 멈춰주세요!〉라는 내용을 크레파스로 적었다. 피켓을 치켜든 채, 차례대로 성명서를 읽고 구호를 외치고, 다른 동물 운동권 활동가들의 발언을 듣고 있는 것만으로도 조여드는 마음이었다.

그때였다. 안에 '말'이 타고 있을 거로 보이는 높은 탑차 두 대가 경마장 정문으로 들어가거나, 나오고 있는 게 보였다. 문으로 들어서는 탑차 안의 말은 경주마가 되기 위해 경마장으로 실려 오는 중인 걸까? 문을 나서는 차 안의 말은 더 이상 경주마의 역할을 할 수 없게 되어 어느 촬영장이나 무허가 축사로 팔려 가는 것일까? 복잡한 생각들이 머릿속에 들어와 헤집기 시작했다.

톨스토이는 작가로서의 긴 방황을 마치고 난 직후에 『사람은 무엇으로 사는가』의 집필을 시작했다고 한다. 마침내 신 앞에 단독자로 돌아와 '인간은 왜 사는가?'를 고민하는 과정에서 깨달은 진실을 이해하기 쉬운 동화 형태로 수록했다. '톨스토이'가 만년에 '채식주의자'로 살았었다는 사실 때문일까. 나는 문득 엉뚱한 생각을 하게 되었다. 그러면, '까미'의 죽음 앞에서 어떤 생각과 문장으로 공감을 드러냈을까? 라는.

  내 마음에 들어와 꽂힌 톨스토이의 "실로 끔찍한 것은 동물의 고통과 죽음이 아니라, 인간이 아무 필요도 없이 동물에 대한 연민과 자비심을 짓뭉개고, 잔인한 폭력을 자신에게 행사한다는 사실이다."라는 말 때문이었다. 나는 톨스토이가 말하는 '연민'과 '자비심'이야말로 그의 책 『사람은 무엇으로 사는가』의 해답이 될 수 있을 거라고 생각했다. '연민과 자비심'은 서로 닮은 마음이다. 연약해 보이지만, 결코 그렇지만도 않은 위대한 인간의 본성이다. 너무 쉽게 찾으면 쉽게 망가뜨리고 말까봐 신이 우리의 내면 안에 꼭꼭 숨겨놓은 '아트만'이다.

  그 촬영장은 예술의 흔적이라곤 느낄 수가 없는 자본주의 시장의 축소판이었을 뿐이다. 만약 그곳에 위대한 '톨스토이'가 말하는 '연민'과 '자비심'이 존재했다면 '까미'는 그렇게 참혹하게 죽지 않았을 것이다. 물리적 힘에 떠밀려 앞발이 묶인 가학적 상태에서 달리게 하지 않았을 것이다. 피타고라스와 제갈량처럼 살릴 수 있는 대안을 찾아냈을 수도 있을 일이다.

  까미는 그 자리에서 목이 꺾여 죽지도 못한 고통스러운 상태로 촬영장을 벗어난 후 일주일 만에 생을 거두었다고 한다. 감정과 심장이 뛰는 살아있는 생명임에도 불구하고 돈과 도구로 이용되고 착취되다 죽어 나간 수많은 '까미'들을 추모한다. 다음 생엔 부디 인간 없는 세상에서 평화롭고 자유롭기를, 천국에서 영원히 행복하기를 기도하는 마음이다. 그리고 나는 감히 위대한 그 이름 레프 톨스토이의 어록을 빌어 와 생존했다면 그가 했을 법한 기도의 한 문장을 허공에서 꺼내어 본다.

> "까미여, 내 그대를 추모하노라. 죽음의 순간은 고통스러웠지만 그 빚 갚음으로 그저 행복하기를 원한다면 당신의 온전한 마음 안에 깃들어 있는 '연민과 자비심'을 만나 보기를. 당신 안에 존재하는 신의 눈빛과 마주하기를"
> 
> -레프 톨스토이가 까미를 위해 남겼을 기도문 전문

# 레오나르도 다빈치 Leonardo Da Vinci

"당신이 정말 자기 입으로 말하는 것처럼 동물의 왕이라면 어떻게 혀의 만족을 위해 다른 동물을 키우고 그 새끼를 취한단 말인가."

"내가 그랬듯이 다른 사람들도 동물 살해를 살인과 똑같이 여길 날이 올 것이다."

-레오나르도 다빈치 어록

'루브르 박물관'에 갔던 게 불과 5년 전의 일인데 그 광장에, 그 그림들 앞에 서성였던 시간이 아득히 멀게 느껴진다. 그 사이에 우리가 사는 세계에는 '코로나'라는 팬데믹이 있었다. 그로 인해 막혔던 하늘길의 기억 때문일까. 한 번도 날아가지 않았던 것처럼 프랑스에서의 나날들, 강렬히 원해서 갔던 그곳 파리의 날들을 까

많게 잊고 있었다.

  파리에 갔으니 그 유명한 '루브르 박물관'에도 들러야 할 것 같았다. 세계 각국의 문화유산들이 총 망라되어 있다는 어마어마한 규모도, 방문해야 할 의지를 일으켰음이 분명했다. 하지만 그곳이 어떤 곳인가. 한곳에 모아 수집해 놓은 수많은 유물이란 게 결국은 힘을 가진 한 국가의 약탈물들 아닌가. 전쟁이 일어나지 않았다면 여기 낯선 곳이 아닌 고향의 제자리 가장 잘 어울리는 자리에 있어야 마땅할 보물 말이다. 씁쓸한 기분이 들기 시작했지만, 모나리자는 보고 와야겠다 싶었다. 도대체 왜들 그렇게 '모나리자'를 자주 불러냈던 것인지. 무엇 때문에 매혹되었던 것인지, 한 번쯤 눈앞에서 확인해 보고 싶었다.

  예상대로 오후의 박물관은 관람객들로 붐비고 있었다. 입장권을 사기 위해 늘어선 줄로부터 시작된 인파가 주는 피로감이 관람 전부터 일어나기 시작했다. 어쩌면 이 피로감이 모나리자를 보게 될 감격을 넘어설지도 모른다는 슬픈 예감이 들 정도였다. 떠밀려 흘러가듯 유적들 사이 회랑을 지나고 난 후였다. '비너스상'을 지나 사람들이 가장 많이 몰려있는 '모나리자의 방' 앞에 서 제일 먼저 내 눈에 들어온 것은 수많은 사람의 뒤통수였다. 호기심과 열망에 잔뜩 들뜬 채 흔들리는 뒤통수들 말이다.

  뒤통수들을 지나 저 멀리 보이는 '모나리자의 초상'이 눈에 들어왔을 때, 마침내 보았다는 감격이 잠시 일어나는 듯했다. 화집에서 보며 상상했던 것보다 매우 작은 화폭의 크기도 놀라웠다. 이상한 건 바로 눈앞에 실물을 보고 있는데도 화집에서의 모나리자만큼 가깝게 느껴지지 않았다. 그랬다. 인정하기 싫지만, 몇 시간을 기다려 들어갔던 모나리자의 방에서 본 '모나리자의 미소'는 신선하지는 않았다. 군중들 속, 나 또한 하나의 뒤통수가 되어 오래오래 모나리자를 바라보고 온 날이었다.

특이하게도 감흥은 늦게 일어났다. 여행을 마치고 돌아와 일상의 나날을 살아가던 중 보게 된 레오나르도 다빈치가 남겼다는 한마디 때문이었다. 그림이 아닌 500여 년 전 실재했던 예술가 '레오나르도 다빈치'라는 인물의 '말' 말이다. 식물과 달리 동물이 고통을 느낀다는 사실을 알고 난 후, 그는 '왼손잡이 채식주의자'가 되었다고 한다. 피가 흐르는 것을 먹지 않는 것은 물론 죽은 동물의 가죽을 걸치고 싶지 않아 리넨 소재의 옷을 주로 입고 살았다는 레오나르도 다빈치! 이쯤 되면 '윤리적 비건'을 선택한 비건계의 대선배라는 생각이 든다.

물론 이 정도 전해져 내려온 어록과 일상의 기록들만으로 위대한 예술가의 라이프 스타일을 규정해내기란 어려울 것이다. 실제 그의 평전을 썼던 작가들 사이에서도 이 부분에 대한 논란이 많았다고 하니 말이다.

하지만 그럴 수만 있다면 한 번 더 모나리자의 그 방에 가보고 싶다. 아니 가지 못하더라도 괜찮다. 호젓하고 조용한 방에서 다빈치의 화집 속에서 '모나리자의 미소'와 마주해 보는 것도 좋겠다. '레오나르도 다빈치'의 전기를 옮긴 작가가 채식인이었는지, 육식인이었는지 3.4퍼센트의 주장이기에 근거가 없다느니의 논란 따위에는 신경 쓰고 싶지 않다.

나는 다만 오롯이 그림 속으로 들어가 보고 싶다. 500년 전에 이미 '동물이 고통을 느낀다는 사실에 감정이 움직인 사람', '윤리적 비건'의 생활방식을 선택해 살아간 자유로운 예술가의 영혼을 느껴보고 싶다. 비건 레오나르도 다빈치 선배님께 경의를 표한 후에 〈모나리자의 미소〉를 오래오래 조용히 바라보고 싶다.

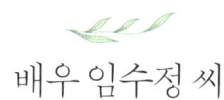

# 배우 임수정 씨

"동물성 단백질이 맞지 않아 건강에 이상이 생겨 2015년 처음 채식을 시작했고," "지인과 함께한 채식 여행 이후, 이전과는 전혀 다른 라이프 스타일이 되었어요." "그러다 보니 자연스럽게 동물 복지나 환경에 관심이 가게 됐고, 결국에는 다 '연결'되어 있더라고요." "채식 문화에 좋은 영향을 줄 수 있는 사람이 되고 싶어요, 친환경적인 제품도 굉장히 멋지고 힙할 수 있다는 것을 보여주고 싶어요."
—2021년 《오 보이!(Oh Boy!)》매거진 110호 인터뷰 중

2009년 1월 나는 수련자인 동시에 작은 요가원의 요가 선생 일을 시작하게 되었다. 동시에 '비건'이 되기로 결심했다. 제대로 요가 수련자의 길을 걷고 싶었기 때문이다. 나는 요기가 지켜야 할

덕목이자 계율인 1단계 '야마' 속 '아힘사' 즉 '불살생' 부분에 깊이 고무되었다. 물론 지금도 그렇다. 요기로서 당연한 일이라며 깊이 공감했다. 그 태도로 정진해야만 요가의 맨 마지막 8단계인 해탈의 경지 즉 '사마디'까지 도달할 수 있을 거라는 믿음이 생겨났다. 3단계 '아사나'에 숙련된 '요가인'이 아닌 진정한 해탈의 경지를 감히 꿈꾸는 요기의 길을 걷고 싶었나 보다.

그 무렵 질 좋은 가죽 트리밍 장식의 '프라다' 가방을 비롯, 그간 사들인 가죽 가방과 가죽 구두들을 기부 형식으로 모두 치웠다. 오리털 파카 몇 벌은 길고양이 집 만드는 데 활용했다. 동기유발이 분명해서일까? 자못 거창해 보이기까지 하는 '비건인의 길'을 가는 게 주위의 걱정만큼 어렵지 않았다. 이 모든 것의 시작은 '연결'의 힘에서 비롯된 일이라 할 수 있다. 타국의 요가원 문을 열고 들어서던 순간, 오래전부터 이곳과 연결되었을지도 모른다는 느낌이 들었기 때문이다.

그렇게 시작된 '요가 수련'은 할수록 '몸'과 '마음'이 하나로 연결되어 있다는 것을 잘 느끼게 해주었다. 몸 따로, 마음 따로가 아닌 함께 살피고 돌봐야만 진짜 건강해질 수 있다는 것을 말이다.

그런데 내가 좋아하는 배우가 '연결되는 느낌'을 말하며 그 때문에 비건이 되었다니 반가웠다.

'턱선의 외로운 각도, 콧날의 날카로운 지성, 깊고도 낭만적인

목소리….'

"제 첫사랑의 이름은 김. 종. 욱…"

이건 마치 내 얘기를 하고 있는 걸까, 싶을 만치 감정이입이 되는 대사였다. 영화 김종욱 찾기의 주인공 서지우의 첫사랑처럼 내 눈에 비쳤던 그의 모습도 그랬다. 턱선의 외로운 각도와 콧날의 날카로운 지성에 더해 우수에 찬 눈빛이 흰 얼굴 속에서 유독 검게 빛났던 그 친구. 콩깍지 쓰인 스무 살의 내 눈에만 그렇게 보였을 수도 있지만 말이다.

언제나 그렇지만 영화 속에서의 그녀는 완벽한 '서지우'였다. 수수한 체크 셔츠에 풀린 파마머리를 질끈 묶은 '서지우'의 스타일에서 얼핏 어린 날의 내 모습이 보이는 것도 같았다. 그런 그가 스스로 비건임을 밝힌 국내에서 몇 안 되는 비건 배우라는 사실이 더 친근하고도 매력적으로 다가왔다. 배우란 연기로만 평가받아야 함이 우선이지만, 대중의 시선 속에 살아야 하기에 자신의 소신과 신념을 밝힌다는 것은 결코 쉽지 않을 거란 생각 때문이었다.

몇 년 전인가 배우 임수정 씨가 광고 모델이었던 유명한 마스크 팩이 있었다. 화장품 광고의 모델이 된다는 건 주로 톱클래스 배우들이어야 가능했기에 임수정 씨가 모델이었던 것은 당연한 일이었을 것이다. 그 마스크 팩은 당시 여성들의 워너비가 될 만큼 반응이 좋았었다. 모델의 역할도 한몫 단단히 했을 것 같다는 생각이 드는 건 그녀만의 아우라가 특별했기 때문이다. 그 무렵 해외를 오갈 기회가 생겨 면세점에서 임수정 씨가 모델이었던 화장품사의 마스크 팩을 샀던 경험이 있다.

그런 그가 스타트업 기업인 비건 화장품 브랜드 '멜릭서'의 첫 모델로 나섰을 때 나는 놀라지 않을 수가 없었다. 멜릭서는 우리나라 최초의 비건 화장품 브랜드로서 유명 화장품 사의 모델만 하던 그녀를 기용하기엔 상대적으로 규모가 작아 보였기 때문이다. 그녀는 '왜 비건이 되었냐'는 인터뷰어들의 질문에 대체로 한결같이 건강상의 이유 때문이었다고 대답하는 걸 봐왔다. 나직한 목소리로 전하는 무난한 이유와 달리, 조용하지만, 힘이 실린 행보를 보여주는 게 흥미로웠다. 국내나 해외에서 제작된 비건과 환경 관련 다큐멘터리에 해설자로 참여하는 임수정 배우를 보는 일은 어려운 일이 아니었다. 신념과 소신을 따라 조용히 움직이는 그녀만의 스타일을 짐작해 볼 수 있는 대목이다.

그는 현재, 육류와 해산물을 비롯해 계란, 유제품까지 먹지 않는 '완벽한 비건' 스타일을 유지하는 중임을 밝혔다.(나는 팬으로서 오래전부터 그의 SNS 계정을 팔로우 중이다) 유명인들이란 팬들 혹은 일반 대중에게 미치는 영향력이 클 수밖에 없는 사람들이다. 어느 날 비건 배우인 그는 비건 제조 방식이 아닌 화장품 광고를 그만

두었다. 그 후 이전의 광고에 비해 수입 면에서 차이가 나고도 남았을 거라 짐작이 되는 스타트업 화장품사의 모델을 선택하기에 이른다. 그녀가 모델이었던 비건 화장품 멜릭서의 '비건 릴리프 크림'은 산뜻한 사용감과 동물실험을 안 했다는 점이 좋아서 꾸준히 써오는 제품이다. 또한 색조가 가미되어 있는 멜릭서의 립밤도 애용하는 제품으로 친구들에게 선물로 주기도 좋다. 지금껏 친환경 포장을 지향해 오고 있는 점도 멜릭서의 가치 기준을 잘 보여주고 있는 점이다.

배우 임수정 님의 비건 라이프 스타일은 한결같이 은은하고 온건해 보인다. 한정적이거나 일회성이 아닌 지속 가능한 방식이 믿음직스러워 보인다. 이 글을 쓰는 시점, 가장 최근에 출연한 어느 티브이 프로그램에 그녀가 입고 나온 드레스는가 찰랑거리는 비즈가 전면에 달린 인디핑크 드레스였다. 임수정 씨가 비건 상차림을 준비한 뮤지션 정재형 님의 손님이 되어 잔잔한 일상을 보여주는 프로였다. 비건 손님을 위해 준비된 채소요리를 맛있게 먹는 그 장면은 다른 말이 없어도 충분히 비건을 알리기에 좋은 장면이었다.

"결국에는 다 '연결'되어 있더라고요."

그녀의 이 한마디가 울림을 준다. 언제고 함께 비건 식사할 기회가 오면 참 좋겠다는 생각을 해 본다.

이 글을 쓰는 동안 배우 임수정 씨는 디즈니플러스에서 방영된 《파인, 촌뜨기들》의 '정숙'역으로 출연했다. 그동안의 이미지와는 180° 다른 연기로 폭넓은 연기 스펙트럼을 보여줬다. 나는 그녀의 연기에 몰입한 나머지 정숙이 행복하기를, 그녀의 사랑이 완성되기를 하는 바람이다.

# 폴 매카트니 Paul McCartney 와 린다, 그리고 스텔라

"우리 부부는 몇 해 전에 고기 먹기를 그만두었다. 어느 일요일 점심 식사 중, 우리는 부엌 창문 너머로 어린 양들이 행복하게 들판에서 노니는 것을 보았다. 우리의 접시를 내려다보았을 때, 우리는 갑자기 바로 좀 전까지 들판에서 노닐던 동물의 다리를 뜯어먹고 있다는 것을 깨달았다. 우리는 서로를 쳐다보며 말했다. "잠깐, 우리는 저 양들을 사랑해. 양은 아주 온화한 동물이야. 그런데 우리가 왜 저들을 먹는 거지?"

그것이 우리가 고기를 먹은 마지막 순간이었다."

-폴과 린다 Paul & Linda

"만약 도살장이 유리 벽으로 되어 있다면, 모든 사람은 채식주의자가 될 것이다. 우리는 우리 자신이 그들의 고통에 기여하지 않는다는 것을 알 때, 우리 자신에 대해서, 또한 동물에 대해서 더 자부심을 느낄 것이기 때문이다."

-폴 매카트니 Paul McCartney

"어머니는 내게 영혼을 가지라고 가르치셨죠."
"내 가게에는 죽은 동물이 전혀 없습니다. 그건 정말 좋은 일이죠. 심지어 마놀로 블라닉 브랜드에서도 천으로 구두를 만들기 시작했어요! 우리는 비닐, 천, 고무 등, 가죽이 아닌 것들로 구두를 만들 수 있습니다! 나는 모든 분들에게 가죽으로 구두를 만드는 것이 정말로 불필요한 일임을 여기서 보여드리고 싶습니다."

-스텔라 매카트니 Stella McCartney

내가 만약 비채식인이었다면, 폴과 린다, 스텔라 매카트니가 한 가족이었다는 사실을 알지 못했을 것 같다. 현재 나이 80대인 '폴 매카트니'는 위대한 '비틀스'의 주요 멤버로서 그가 만들고 부른 노래들을 좋아하는 사람들은 여전히 전 세계에 걸쳐 포진하고 있다. 나 역시 '폴 매카트니'와 '비틀스'의 팬으로서 그의 노래 〈헤이 쥬드〉를 너무 좋아한다. '헤이 쥬드'는 비틀즈 멤버인 '존 레넌'

이 '오노 요코'와 사랑에 빠져 전 부인과 이혼하는 바람에 아버지를 빼앗긴 레넌의 아들을 위로하기 위해 만든 곡이라고 한다.

비범한 예술가에게 닥쳐오는 불행과 비극은 위대한 예술작품으로 발현되기 위한 상처라 힐 수 있을까? 아무리 그렇다 해도 14살에 어머니를 잃은 '폴 매카트니'의 소년기는 안쓰럽기만 하다. 아버지를 새엄마에게 빼앗기는 상실감을 겪은 레넌의 어린 아들과 그 나이쯤 어머니를 잃은 폴 매카트니의 슬픔 사이에 공통으로 흐르는 정서 때문일까? 그리하여 그가 만든 노래 〈헤이 쥬드〉가 그토록 우리 마음에 들어왔던 것일까 짐작해 보는 것이다. 어쨌거나 나는 꽤 오랫동안 그의 노래 속에 흐르는 서정적 느낌을 좋아해 왔다.

2015년 5월 25일 '폴 매카트니'는 한국의 잠실 주경기장에서 역사적인 첫 내한 공연을 했다. 20세기의 위대한 작곡가이자 존 레넌과 함께 전 우주적인 그룹 '비틀스'의 아티스트였던 바로 그 폴 매카트니 말이다. 그 공연에선 특히 명곡인 'Hey Jude'의 후렴구인 '나 나 나'를 영어 'Na Na Na'로 적은 플래카드까지 준비해 퍼포먼스가 펼쳐졌다. '떼창의 민족'이란 별명에 걸맞게 수많은 관객의 합창과 폴의 노래와 연주가 어우러지는 그야말로 대장관을 이룬 공연이었다.

'폴 매카트니'는 동물권 운동을 열심히 하는 채식주의자로도 유명하다. 2015년 한국 공연 당시 70살이었는데, 무대 위에서 피아노 치며 노래하는 그의 아우라만큼은 비틀스 멤버였던 그 젊은이 그대로였다. 한국 공연 당시 화제가 되었던 건 그의 스태프 700여 명의 식사를 모두 '채식'으로 준비시켰다는 것이다(우유·치즈·계란까지 허용한 식단). 유명인이 가진 선한 영향력을 잘 보여준 예라고 생각한다. 폴 매카트니가 '채식주의'를 선택하게 된 계기는 처참한 도축 광경을 목격한 후부터라고 한다. 만약 폴 매카트니가 채식주의자가 아니었을 경우를 생각해 보면 그 답이 나온다. 이를테면 공연 동안 700여 명의 스태프들에게 제공될 식사를 위해 희생될 동물들의 숫자를 헤아려 보는 일 같은 거 말이다. 영향력 있는 한 명의 연민주의자로 인해 그만큼의 동물들의 고통을 줄일 수 있었다는 점은 생각할수록 아름다운 일이 아닐 수 없다.

팝뮤직을 좋아하는 한국의 중년들에게 '비틀스'는 밴드음악의 영원한 고전이자 브리티시 팝의 대부와도 같은 존재로 각인되어 있다. 그의 결혼 생활과 이별에 대한 언급은 하고 싶지 않다. 잘 알지도 못하면서 소비하기 쉬운 속성을 경계하고 싶기 때문이다. 대신 이 또한 내 짐작이지만 폴 매카트니의 인생 중 가정적으로 가장 안정감을 느꼈을 것만 같은 한때를 들여다보았다. 개성과 실력으로 촉망받던 사진작가 '린다 매카트니'와 '폴 매카트니'를 부모로 둔 '스텔라 매카트니'에 주목해 본다.

세계적인 패션 디자이너 '스텔라 매카트니'는 신념을 따라가는 삶에 집중해 살며 사업가로서도 성공을 끌어낸 멋진 비건 여성이다. 패션 산업에서 스텔라는 동물성 재료를 사용하지 않는 비건 의류를 생산해 낸다. 《스텔라 매카트니》라는 브랜드는 이미 유니크한 디자인과 차별화된 가치 추구로 명실공히 글로벌한 명품으로 자리매김했다. 타 생명의 착취가 없이 창조되는 명품의 세계라니! 참 멋진 일이다.

스텔라 매카트니는 어머니 린다 매카트니의 영향을 받아 채식주의자이며 극단적 친환경주의자로 성장했을 것으로 보여진다. 2025년 현재 그녀는 패션 사업에서의 동물 착취를 근절시키는 데 역할을 해내는 가장 핫한 패션 산업계의 아이콘이라 할 만하다. 실제로 그는 2040년까지 탄소 배출 제로 달성을 목표로 패션 산업을 위해 재배되지 않고 널리 이용 가능한 부산물을 활용해 소재를 생산하는 데 주력하고 있다고 밝혔기 때문이다.

지난 20여 년 동안 스텔라 매카트니는 자신의 브랜드에 동물 소재를 사용하지 않았다. 2019년에는 버섯으로 만든 인조 가죽인 마일로(Mylo)로 만든 옷을 세계 최초로 선보이기에 이르렀다. 이 밖에도 지구환경을 위해 독성 화학 물질과 살충제가 없는 100% 유기농 코튼을 사용하는 것으로까지 알려져 있다.

2023년 국내 유일 인터넷 채식 전문지 〈비건 뉴스〉에 따르면 지난 7일(현지 시각) 아랍에미리트에서 열린 유엔 기후 변화 회의(COP28)에 참석한 스텔라 매카트니는 CNN과의 인터뷰에서 현재 패션 산업에 부과되는 관세 구조를 바꿀 필요가 있다고 밝혔다. 스텔라 매카트니는 COP28 대표자들 앞에서 진행한 연설에서도 "패션 산업이 세계에 해로운 산업 중 하나라는 사실을 무시하지 말 것을 촉구한다"라면서 "환경오염을 일으키는 패션 아이템들에 대한 새로운 관세를 도입해야 한다"라고 주장했다.

폴과 린다. 스텔라 매카트니, 이 '채식주의 가족' 중 린다는 이미 오래전에 이 세상을 떠났다. 현재 80대의 폴 매카트니는 여전히 가수로서 활동 중이고, 스텔라 매카트니는 더할 나위 없이 활발히 활동 중인 세계적 디자이너다. 부엌 창밖으로 풀밭에서 뛰노는 양들이 보이는 식탁 위에서 젊은 폴 매카트니와 린다 매카트니는 식사하다가 문득 깨닫는다. 방금 자신들이 뜯던 양의 다리가 저기 풀밭을 딛고 선 양의 다리와 다르지 않다는 것을. 스텔라는 아직 많이 어리고, 린다는 아프지 않고 건강했을 때의 일이었을 것이다.

'그 무엇인가를 보고 변한다는 것과, 보고도 변하지 않는다는 것' 사이의 간극에 대해 생각해 본다. '진실을 보고 변할 수 있다는 것과, 진실을 보고도 변하지 않는다는 것의 차이'를 생각해 본다. 아무려면 그 무엇인가를 보고 변하고, 바뀐 삶을 살아가게 된 내가 얼마나 다행스러운지 모르겠다. 왜냐면 지금껏 살아오는 동안 비건을 선택한 것이 가장 잘한 일이라 확신하기 때문이다. 지나온 삶 중에서 지금이 가장 가볍고도 평안한 때를 살고 있다는 느낌이 들기 때문이다.

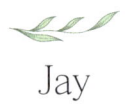

# Jay

"엄마, 저기 저 물고기가 동화 속, 세계의 바다를 헤엄쳐 여행하던 '빨간 물고기 친구와 같은 거예요?"
"이 햄버거 속 불고기가 저기 풀밭 위에서 뛰어노는 저 송아지와 엄마 소와 같은 거예요? 그렇다면 이제부터 나는 생선도, 햄버거도 먹지 않을래요."

- Jay의 말

10살 무렵 아들 Jay는 이렇게 탈 육식을 선언했다. 한창 성장기에 있는 어린이가 고기나 생선을 먹지 않는다는 게 충분히 비정상적으로 비치던 때였다. 담임교사를 비롯한 주위 사람들의 시선은 자연스레 내게로 쏠리며 엄마의 종용 때문일 거라는 오해를 받기도 했다. 학교 급식 시간의 짐작이 갈만한 촌극 이후 담임교사로부터 상담 호출을 받은 기억도 난다. 하지만 나는 그때 채식주의자가 아니었다. 아이의 성장과 영양불균형을 걱정하며 싫다는 생선을 밥 속에 숨겨 억지로 먹이려는 시도까지 했던 평범(?)한 엄마일 뿐이었다.

Jay가 읽은 프뢰벨 출판사에서 나온 『빨간 물고기의 여행』이라는 그림 동화책이 원인이라면 원인이었다. 겉표지에 표정 있는 얼굴의 빨간색 물살이가 그려진 두껍지 않은 책이었다. 책 속에서 귀여운 빨간색 물살이는 전 세계의 바다 곳곳을 여행하며 살아가는 행복한 친구로 그려진다. 또래 아이처럼 생각하고 모험하며 친구를 만나면 반가워 재미있게 노는 어린이처럼 말이다.

사건이 있던 그날 주방에서 일을 하고 있는데 교육방송 티브이를 보던 아이가 다급히 나를 불렀다. 나는 아이가 보고 있는 티브이 화면을 보고 경악하고 말았다. 교육방송 채널을 틀어놨다고 생각했던 화면 속에는 창에 찔려 몸부림치고 있는 큰 몸집의 참치들이 가득 들어차 보였기 때문이다. 참치를 좁은 곳으로 몰아 가두어 놓고 잡는 중이라며 해외 어업의 일종이라고 소개하는 중이었다.

"엄마, 저기 저 물고기와 동화책 속 '빨간 물고기'가 같은 거예요?" 갑작스러운 질문에 한순간 멈칫했지만, 사실을 아니라고 말할 근거는 없었다. 그날부터였다. 밥상 위에 올라오는 여러 종류의 생선들을 먹지 않겠다는 거였다. 그러더니 점차 동화 속에서 보았던 송아지 친구들, 돼지 삼 형제, 병아리 친구들을 먹지 않겠다. 선언하는 거다. 치킨이며, 장조림이며, 햄버거며, 불고기며, 삼겹살이며 아이는 그때부터 눈과 표정이 있는 모든 생명체 먹기를 거부했다.

돌이켜 보니 당시 Jay가 보게 된 참치 사냥 화면은 충격과 공포 그 이상의 '사고'와 다름없는 사건이었다는 생각이 든다. 바닷물인지 핏물인지 분간이 가질 않는 물속에서 친구로 생각했던 생명들이 창에 찔려 해체되거나 몸부림치는 장면은 아이가 봐서는 안 될 화면이었다. 어쩌면 일종의 '트라우마'로 남을 수도 있을 그런 공포였을 것이라는 생각을 이제야 한다. 친구와도 같던 빨간 물고기의 처참한 죽음을 목격한 후, '다시는 물고기를 먹지 않겠다!'라고 한 선언은 아이가 낼 수 있는 '비명'이었을지도 모른다는 생각이 든다. 다행이었던 건 논비건에 철부지 젊은 엄마였지만 나는 그때 아이의 잘못된(?) 선택을 고쳐주어야 한다는 보편적 권유를 따르지 않았다는 점이다. 아이의 선택을 존중하는 쪽으로 마음을 정한 그때부터 도시락 싸는 엄마의 여정이 시작되었다. 학교 급식비는 내면서 반찬은 도시락으로, 급식은 밥만 먹는 식이었다.

다 잊고 있던 일이었는데, 떠올리다 보니 아쉬운 마음이 든다. 좀 더 교육적이고 지혜로운 엄마였다면 도시락 이외에도 그 어떤 현명한 대처를 할 수도 있지 않았을까? 나는 그때 다양한 세상에 대한 이해를 도와줄 만한 마땅한 설명을 찾지 못했거나, 필요성조차 자각하지 못했음이 분명해 보인다. 아이가 받았을 정신적 충격에서 벗어날 만한 어떤 시도도 하지 않았다는 것이 아쉬움으로 남는다. 아이가 내 몸을 빌려 세상에 왔지만, 그 아이도 어엿한 한 명의 주체니까 마땅히 존중해야 한다는 걸 내가 조금이라도 알고 있었다는 사실이 정말 천만다행이다. (엄마가 되는 것의 무게감이 상당했던 터라 숱한 육아와 교육 서적을 많이 읽기는 했다)

Jay는 현재 30대 직장인의 삶을 살고 있다. 이 땅의 아들로 태어났다는 이유로 험한 지역에서 군대 생활을 마치고 육군 병장으로 만기 전역까지 했다. 채식주의 아들이 군대에 갔을 때 내 소심함은 최고조에 달했었다. 세상에서 가장 낮고 겸손한 자세로 김과 콩고기 통조림을 비롯한 채식 반찬들을 정기적으로 부대에 보내기도 했다. 군대에 관해서라면 들은 소리가 많아서 그것들이 과연 아들 입으로 무사히 들어갈지 늘 걱정스러웠다. 하지만 순둥이인 동시에 입이 무거운 Jay는 '늘 잘 먹고 있다고, 걱정하지 말라고' 하며 잔소리가 쏟아지려는 내 입을 닫게 했다.

그런 Jay가 최근에 이직했는데 직장 만족도가 최고조에 달한다. 그리고 무엇보다 나는 이제 도시락을 싸지 않는다. 도시락 싸는 엄마가 된 이후 어디서나 가볍고 실용적인 도시락이 눈에 띄면 사 모으는 버릇까지 생겼었는데 이제 다 필요가 없어졌다. 출근 첫날 Jay가 회사 식당에서 점심시간에 '비건 한상 차림'을 사진 찍어서 보냈다. 새 직장 너무 좋다고 이제 비건 간식 안 싸주셔도 된다고 장난스러운 '호호' 이모티콘과 함께 말이다.

새벽에 눈을 비비고 일어나 아들의 도시락을 싸줄 수밖에 없었던 건 내가 열혈 엄마여서가 아니었다. 비건 직장인이 점심시간에 먹을 수 있는 게 거의 없기 때문이었다. 일찍 출근하느라 아침도 못 먹고 나가는데 점심까지 굶을 수는 없으니, 뭐라도 넣어줘야 했었다. 그런데 옮긴 회사에선 비건 풀 세트가 아니어도 평소에 비건 음식이 나온다니 이 얼마나 반가운 소식인지! 우리 모자에겐 일종의 도시락 해방 물결과도 같은 일이 아닐 수 없었다.

Jay는 어느덧 채식 생활자로 20년이 넘어서, 16년 차를 지나고 있는 나보다도 채식 선배다. 간혹 '동물들 고통 받는 게 싫어서 비건이면 식물은 먹어도 괜찮냐?'는 어려운 질문을 받아도 미소와 유머로 대처할 만큼 유연한 사고의 소유자로 성장했다. 그동안 비건 도시락을 쌀 수 있게 해준 Jay가 참 고맙다. 늘 감사하며 맛있게 먹어 준 것 또한, 연민하는 마음으로 하나 된 우리 모자가 공유할 수 있는 행복한 추억이라 할 만하다.

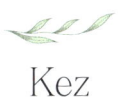

# Kez

"해군 취사병인 동기가 도와달라고 해서 간 날이 복날이었어요. 단체 보양식으로 닭 한 마리씩이 나왔는데 배 위라 그런지 다들 그것을 먹지 않았어. 서해 선상 위 출렁거리는 바다 한 가운데 뽀얗게 털이 벗겨진 채 손질된 수많은 닭을 버리고 또 버리는데 못 할 짓이라는 생각이 들었어요. 구토가 올라오며 다시는 그것을 먹지 못하겠더라고. 그 지옥 같은 광경을 잊을 수가 없어 엄마"

-kez의 말

계획해서 재미있게 노는 것을 좋아하는 케이즈는 '해군 제복이 멋지다'는 이유로 해군 입대를 결심한 내 첫째 아들이다. 그 이유가 진짜인지, 군대 가기 싫은 마음을 들키지 않으려고 부려본 핑

계였을지도 모른다는 생각이 들 만큼 개성이 강한 아이다. 자유로운 영혼의 소유자인 아들은 어느 날 그렇게 불쑥 해군이 되었다. 세상 낯설고 험난했을 군대 생활을 잘 마치고 사회 속으로 돌아와 준 게 생각해 보면 참 고마운 일이다.

엄마와 동생이 비건에 베지테리언이지만, 너도 같이하자고 하기엔 조심스러웠다. 아무리 모자 사이라 해도 신념에 관한 무엇인가를 권유하기는 어렵기 때문이었다. 살아간다는 것은 늘 선택의 연속선상과도 같기에 스스로 느끼고 결정해야 후회나 원망이 생기지 않는다는 믿음이 있었다. 하지만 언젠가는 내 첫 아이도 탈육식으로 돌아설 거라는 믿음은 있었다.

생각했던 것보다 빨리 그날이 왔다. 휴가를 나온 아들애가 내 얼굴을 보자마자, "엄마 나 이제부터 '베지테리언'이 되기로 했어요. 피자를 좋아해서 비건까지는 아직 어렵지만 닭과 생선 육류는 안 먹을 거예요. 동물 가죽 옷도 안 입을 거예요." 이러는 게 아닌가. '아니 이게 무슨 일이지?' 떨 듯이 반갑고도 고마운 순간이었다. 아들애 성격상 강요하면 거부감을 느낄 게 뻔했기에, 내심 바람만 가득했었기 때문이다.

아이는 푸른 바다 한 가운데 출렁이는 갑판 위에 서서, 하얗게 손질된 생닭들을 푸른 바닷물 속으로 던져야만 했단다. 던져도, 던져도 줄어들지가 않는 그 순간이 너무 길게 느껴졌다고 했다.

보드라운 맨살의 몸들을 물속으로 던지던 그 긴 시간 속, 머릿속에서 화들짝 떠오르는 게 있더란다. 지금 저 물속에 버려지는 저 죽은 닭들이 한때 살아서 땅을 밟았던 생명체들이었을 거라는 자각 말이다. 복날을 맞아 특별식으로 '삼계탕'을 마련하려고 했었나 보다. 준비 과정에서의 문제였는지 음식이 된 후의 문제였는지는 확실하진 않지만, 그날 '그 순간의 목격'으로 채식주의자 한 명이 더 탄생하게 되었다.

이후, 아들의 소비 방식은 폭넓게 달라졌다. 겨울에 그 흔한 오리털, 거위 털 점퍼를 사지 않는 것은 물론 축구 마니아로서 축구화도 비건으로 찾아내 신는다고 했다. 돌아보면 먹는 것 외에도 우리는 생활 속에서 너무도 많은 것들을 동물 착취를 통해서 가져오곤 한다. 인간으로서 당연한 권리라고 여겨 문제의식을 느끼지 않는 경우가 허다했다. 반려하는 강아지를 사랑한 나머지, 다른 동물의 가죽을 세공해서 만든 명품 목걸이를 해주려는 여자 친구와 대립했었다는 얘기를 들은 기억도 난다. 어느결에 아들의 생활방식은 완전히 바뀌었다. 베지테리언이 되기 이전 볼 수 없었던 것들이 보이기 시작했던 것이리라.

문득 떠오르는 한 장면이 있다. 스물다섯 살짜리 어린 엄마의 첫 아이로 태어난 케이즈에게 꽤나 교육적인 엄마가 되고 싶었나 보다. 어떤 책들을 읽히며 어떤 교육을 했기에 어느 날 아이는 심각한 표정이 되어 이런 질문을 했었다. "엄마, 왜 나는 불쌍한 사람들, 불행한 사람들을 잊으면 안 되는 건데요? 집에서 깎아준 바가지 머리도 완벽히 소화해 내는 귀여운 얼굴에 새까만 두 눈동자를 반짝이며 내게 묻던 그때를 아이는 기억 못할 것이다.

세상의 모든 '첫'에는 아쉽고 안타까운 순간들이 담겨 있다. 엄마 노릇도 '첫'이라 좋을 줄 알고 보냈던 학원, 계절캠프 등이 아이를 힘들게 한 적도 많았을 게 분명하다. 저 혼자만의 우주 속에 42개월을 살다가 동생이 태어나 첫 대면하던 날 어리둥절해하던 첫 표정이 떠오른다. 아이는 무릎까지 오는 노란 병아리색 파카를 입고 아파트 현관문 앞에 엉거주춤 서 있었다. 엄마 품에 안겨있는 아기가 제 동생이라는 게 믿기지 않는다는 듯, '저 품속은 내 자리인데'라고 말하는 듯한 첫 표정 말이다.

저나 나나 이제 나이가 들어 덩치가 커진 저와 덩치가 줄어들기 시작한 나는 친구 같은 모자 사이가 되었다. 새로운 비건 제품이 나오면 먼저 사 들고 와 정보도 공유한다. 가끔 너무 비슷한 면면이 많아서 별것도 아닌 일로 부딪치기도 하는 사이, 최근에 목 뒤 쪽에 난생처음 'Cruelty free'라는 작은 타투로 소박하게나마 신념을 표현한 녀석. 저처럼 비건 지향의 라이프 스타일이야말로 지구에 무해한 삶을 살고자 실천하는 것인데, 입에 발린 칭찬이라도 하려 들면 극구 사양한다. 은근히 참 많이도 나를 닮은 크루얼티 프리(Cruelty free) 타투를 한 케이즈가 내 자식으로 온 게 고맙고도 귀하다.

# 헬렌 니어링 Helen Nearing

우리는 채식주의에 관해 얘기했는데, 그 사람 역시 도살한 짐승의 고기를 먹지 않는다는 말을 듣고 기뻤다. 그 사람은 평화주의자이고 사람, 새, 짐승을 죽이는 것을 좋아하지 않는다고 말했다. 내가 가장 끌린 점이 바로 이 부분이었다. 나는 그이가 채식주의자가 아니었더라면 함께 하지 못했으리라 생각했다.

- 헬렌 니어링의 말

스콧 니어링과 헬렌 니어링(Scott Nearing & Helen Nearing) 무려 21년의 나이 차이가 나는 비건 지향의 커플이었다. 100세를 넘기자, 자신의 삶을 스스로 마감하기로 정하여 떠나간 남자가 바로 헬렌의 배우자 스콧이었다. 어디선가 헬렌이 스콧과 결혼하고 싶었던 이유 중에 '니어링'이란 멋진 성을 쓰고 싶어서였다는 귀여운 인터뷰를 본 적이 있다. 별 이유 없이 어떤 것에 마음이 가거나 매료되기도 하는 내 취향이 겹쳐 보이며 헬렌의 행적들을 찾아보게 되었다.

스콧과 헬렌 두 사람의 사랑과 만남의 서사는 그들의 비건 라이프 스타일 못지않게 관심이 갔다. 물론 지극히 현실적이고 욕심 없는(?) 나는 지금의 이 삶에 충분히 만족하고 감사할 따름이다. 하지만 그 둘 사이에 충만했을 것 같은 지구 시민으로서 공존하는 사랑, 이상, 자유에 대해서만큼은 짙은 여운이 있었다. 내게도 한 번쯤 그런 인연이 와주어졌었더라면, 좋았을까? 좋았겠지? 솔직히 부러웠다.

그녀의 책 『소박한 밥상』을 읽어 보았다. 철학서에 가까운 요리책이라고나 할까? 밑줄을 긋고 고개를 끄덕여 공감하며 스스로 결론을 내려 보기도 했다. 책에서 직접 밝혔듯 헬렌 니어링의 조리법은 정확한 계량과 지시어보다는 느낌과 직관의 언어로 쓰여 있다. 예를 들면 이런 식이다. 소금 1테이블스푼, 올리브유 2티스푼 대신에 소금 간을 보며 적당히, 올리브유 조금 등 이렇게 말이다. 요리하며 1테이블 스푼보다는 밥숟가락 하나로 설명하는 게 더 편한 내 취향에 꽤 맞아떨어졌다.

아침에 일어나 미지근한 물 한 잔을 마신 후 사과와 비트와 당근을 갈아 마신 지 여러 달째다. 건더기와 함께 마시는 게 좋다는 건 알고 있지만 거친 식감의 목넘김이 거슬려서 믹서기로 갈아 마신다. 그러다 보니 찌꺼기(아니 사실은 과일과 채소의 섬유질)가 마실 때마다 생기는 거다. 궁리 끝에 떠오른 생각은 버리지 않고 살려서 빵을 만드는 거였다. 비트의 붉은빛이 감도는 주스 찌꺼기에 압착오트밀 반 컵과 우리밀 통밀 가루 반 컵, 원당 조금에 올리브유, 바나나 있으면 한 개를 으깨어 넣고 이스트 약간을 넣어 반죽해서 실온에 잠시 둔다. 밀가루의 양보다 섬유소가 훨씬 많다 보니 잘 부풀지는 않지만, 이스트는 빵 반죽을 한결 부드러운 상태로 만들어 준다.

나는 주스의 짜고 남은 섬유질을 버리지 않고 만들어 낸 소박한 이 분홍 빵에 임시로 '제로웨이스트 빵'이라는 거창한 이름을 붙여 주었다. 간편하고도 건강한 자연식 재료 요리를 추구하는 '헬렌 니어링'에게 칭찬받았을지도 모를 것 같은 이 빵 맛을 더 좋게 할 시간은 충분하다. 왜냐면 나는 앞으로도 계속 사과와 비트 당근 주스를 마실 것이기 때문이다.

# 빈센트 반 고흐 Vincent van Gogh

"남부 프랑스의 한 도살장을 방문한 이래, 나는 고기를 끊었다."

-고흐의 말

그림을 알거나 모르거나 누구나 한 번쯤은 '빈센트 반 고흐(Vincent Willem van Gogh)'***의 그림과 마주한 경험이 있을 것이다. 화집, 전시회, 책 속에서, 고흐를 주제로 한 영화와 음악에 이르기까지, '고흐'는 이제 예술의 단독 장르로 봐도 무방하리만큼 널리 소비되고 있다. 어쩌면 우리는 모두 그의 그림에 감동받을 준비가 되어 있을지도 모를 만큼 우리가 알고 있는 고흐 삶의 서사

---

*** 비극적인 짧은 생애(1853–1890)를 살다간 네덜란드의 후기 인상주의 화가다. 표현주의 토대를 제공한 탁월한 작품 세계만큼이나 드라마틱한 생을 살다간 것으로 유명하다.

는 짧고 강렬했고 비극적이었다. 〈별이 빛나는 밤에〉, 〈까마귀가 있는 밀밭〉을 비롯해 〈오베르의 성당〉, 〈고흐의 방〉, 한쪽 귀에 붕대를 감은 고흐의 〈자화상〉, 〈아몬드 나무〉를 떠올려 본다. 비전문가인 감상자의 마음조차 채워주는 충만함이 있다. 고흐의 작품 속 강렬한 붓터치를 보고 있으면 예술을 향한 그의 정신적 고뇌와 고통의 순간들이 그대로 전해져오는 듯하다.

하지만 고흐는 살아생전 철저히 대중들에게서 외면받은 작가다. 지금의 이 모든 영광스러운 평가는 모두 그의 사후에 일어난 일이다. 그가 생전에 현재의 100분의 1이라도 인정받았더라면, 고흐의 삶은 어땠을까. 그토록 극단적 형태로 생을 마감하지 않을 수 있지 않았을까. 누구나 해 봄 직한 안타까운 마음에 지극히 평범한 생각을 해 본다. 고흐는 살아생전 단 한 점의 그림이 팔렸을 정도로 생활고에 시달리다 생을 마감했다. 지금 우리가 열광하는 고흐의 그림만을 대상으로 첫 전시회가 열린 것도 그가 죽은 지 2년 뒤의 일이었다 한다. 오늘날의 영광과 나 같은 이의 추앙이 사뭇 아이러니하게 다가오는 대목이기도 하다.

수년 전 파리 여행 중 고흐가 여생을 보냈다는 '오베르쉬르우아즈' 마을에 갈 기회가 생겼다. 감상적이지 않으려고 노력했음에도 가는 길 내내 내 머릿속에서는 어떤 알 수 없는 색채가 떠오르고 사라지고를 반복했다. 들판에 휘몰아치는 불타는 황금빛이었다가 어둠에 반 이상이 잠식된 빛이었다가, 그리고 마침내 그림 속에서 보았던 '오베르의 교회'를 지나 '까마귀가 있는 밀밭'의 배경이 된 곳에 도착했을 때 나는 그 빛의 정체를 알 것만 같았다. 막 노을이 지기 시작할 무렵의 밀밭이 있던 자리는 황금빛과 어둠 사이의 빛으로 적막에 둘러싸여 있었다. 뉘엿뉘엿 서쪽 하늘을 향해 서두르는 태양을 뒤로 한 채, 들판을 지나 동쪽의 오베르 공동묘지를 향해 걸었다.

이처럼 조용한 단독 투어의 혜택은 파리에 사는 여행 가이드 지인의 덕분이었다. 다른 관광객의 방해 없이 나 홀로 관광객이 되어 고흐의 묘지 참배객이 될 수 있었다. 정문을 지나 왼쪽 길로 가는 동안 스쳐 가는 무덤의 돌 장식 하나하나가 미술 작품들처럼 독특해 보였다.

마침내 다다른 '고흐와 테오'의 무덤은 어깨를 맞대고 누운 다정한 친구 사이처럼 나란히 있었다. 다른 무덤에 비해 튀지 않는 평범하고 소박한 돌무덤 장식이었다. 묘비명에 선명한 그 이름들이 '고흐와 테오'의 무덤이란 걸 알게 해주었다. 짙은 초록의 작은 식물이 온통 무덤을 덮고 있었다. 무덤 위 풀잎 사이로 떨어져 있는 무언가가 눈길을 끌기에 살펴보기 시작했다. 화가 지망생으로 짐작되는 이가 두고 갔을 법한 제법 빽빽이 쓴 편지가 있었다. 데

생용 목탄 몇 개와 꽃송이들도 보였다.

'그림을 잘 그리고 싶다.'

'고흐, 당신의 기운을 받고 싶다'라는 염원과 추모를 영어로 짤막하게 쓴 종이도 있었다. 고흐에게서 예술적 기운을 받아 가고 싶었을 인간의 마음과 외로움과 고독 그 어디쯤에서 예술혼을 불태우다 간 고흐의 마음 사이의 간격이랄까. 묘한 아이러니가 느껴졌다. 나도 모르게 잠시 고개를 숙여 묵례한 후 발길을 돌려 묘지를 떠나왔다.

고흐의 무덤을 보고 파리 시내로 돌아와 숙소에 들어서니, 오늘 아침 일찍 일어나 베이커리 줄을 서서 사다 놓은 통밀빵 한 덩이가 눈에 들어온다. 그리고 문득 테오에게 보낸 고흐의 편지 속 한 문장이 떠오른다.

> "계속 그림을 그리려면, 이곳 사람들과 함께하는 아침 식사에서 약간의 빵과 함께 마시는 커피 한 잔은 꼭 필요하다. 형편이 허락한다면, 야식으로 찻집에서 두 잔째의 커피를 마시고 약간의 빵을 먹거나 가방에 넣어둔 호밀 흑빵을 먹어도 좋겠지. 그러나 모델이 떠나버리고 혼자 남게 되면 갑자기 나약한 감정이 나를 덮치곤 한다."

고흐는 우연한 도살장 방문 이후 평생 고기를 먹지 않았다고 한다. 가난에 시달렸던 고흐가 고기 사 먹을 돈이 없어서 고기를 끊은 것인지, 아닌지는 고흐만이 알 수 있는 일일 것이다. 하지만 어쩐지 고흐도 나처럼 커피와 호밀빵을 즐겼을 것 같다는 짐작을 해 볼 수는 있다. 내면에 휘몰아치는 색채의 광휘 속에서 그저 예술의 길을 걷던 고흐가 생명에 대한 연민이 어느 정도였는지 나는 알 길이 없다. 다만 고독과 절망 속에서도 창작을 향한 너머의 짧은 생애에서 그가 남긴 작업은 영원한 찰나인 듯 내게 신성한 감동을 안겨준다.

예민한 감각의 예술가로서, 실제로 도살장을 방문한 이래 고기를 끊고도 남았을 것만 같아서, 공감과 안쓰러운 마음이 한가득 밀려온다.

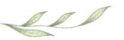

# 틱낫한 Thich Nhat Hanh 스님, 바나나 잎에 싼 주먹밥

 어느 겨울 무언가를 써야 한다면 영혼이 고단했던 날의 그 꿈속, '플럼 빌리지'(plum village)의 주먹밥에 관해서만 쓰고 싶었다. 무책임해지고 싶어, 위로받고 싶어 몸살이 날 것 같은 겨울이었다. 무력감에 빠진 인간도 하고 싶은 일을 할 때만큼은 재빨라질 수 있다는 것을 증명이라도 해내겠다는 듯 남프랑스행 비행기에 몸을 실었다. 도대체 얼마나 그 겨울이 싫었으면 봄에 도착하고 싶다는 이유 하나만으로 무작정 떠날 수 있던 것일까. 기모가 든 피코크 블루빛 후드티셔츠에 낡은 진 차림으로 도착한 남프랑스, 훅하고 뺨을 스치던 미풍의 손길이 아직도 생생하다.

 틱낫한 스님께선 책에서 보고 감화받아 그려 보곤 하던 그 모습 그대로였다. 얼마나 많은 이들이 슬픔에 빠진 스스로 영혼을 위로받기 위해 여기까지 왔을까? 그 숫자를 헤아리기도, 짐작하기도 어려웠다. 하지만 스님의 곁을 감싸고 있는 빛은 희고도 맑아 수많은 슬픔을 다 품고도 남을 것만 같았다.

스님은 11살 '은자'를 만나러 가는 길에 점심으로 싸갔던 주먹밥에 관한 얘기를 해 주셨다. 나는 그런 식의 설법 시간이 좋았다. 딴생각은커녕 눈 깜빡하는 것도 잊을 만큼 몰두하고 있는 내가 신기할 따름이었다. 스님의 설법이 끝나자, 우리는 조만간 숲속으로 소풍을 떠날 거라는 걸 예상할 수 있었다. 그랬다. 그 여름 플럼 빌리지에 모여든 슬픈 사람들은 더 깊은 숲으로, 숲으로 향하는 길에 의기투합하는 그 순간들 속에서 슬픔을 지우고 있었다.

책 속 스님이 그랬던 것처럼 바나나 잎에 싼 '주먹밥'은 그 후로도 오랫동안 내 영혼의 오두막에 남아 있었다. '안남미', 혹은 '알랑미'라 불리는 불면 날아갈 것 같은 베트남 쌀로 지은 맨 주먹밥을 참깨와 땅콩가루, 소금에 찍어 먹던 그 순간은 떠올리는 것만으로도 미소가 지어졌다. 대개 단순하고 소박한 음식은 그 누구의 고통도 담보하지 않은 무해하고 순한 먹을거리라는 걸 내 마음이 알아차렸나 보다.

떠날 때 예상했던 것처럼 우리는 아무도 만나지 못하고 돌아왔다. 하지만 여럿이 함께 먹을 '바나나 잎에 싼 주먹밥'을 준비하며 슬픔에 찬 이유로 거기 모인 우리는 각자의 역할로 분주했다. 깊은 숲을 한참 지나 숨어 사는 성자에게 가는 길은 가파르고도 멀었다. 졸졸 흐르는 물소리가 들리는 숲의 한가운데로 들어서자, 이상하게 충만한 기분에 사로잡혔다.

우리는 왜 만나지 못할 것을 알면서도 산꼭대기를 찾아갔던 것일까? 더 깊은 숲을 찾아, 숲에 들어서서도 우리는 우리 외의 그 누구도 만나지 못했다. 하지만 그때 우리는 한없이 아늑해졌다. 비로소 내 마음의 숲에 들어온 느낌도 들었다. 들끓던 것들이 저절로 사라지고 나자, 내 '마음의 숲'은 이내 고요해졌다. 그 평화로운 순간 나는 지금 내 안에 있는 '성자'를 만나고 있다는 확신이 들었다. 이미 위대한 '성자'가 깃들어 있었으나 스스로 자초한 분주함으로 만나지 못했다는 것을 이 먼 곳에 와서야 알아차리는 중이었다.

비건 틱낫한 스님께선 "육식은 화(火, anger)를 먹는 것이다."라고 하셨다. 하지만 그 겨울 무렵의 나는 오랫동안 채식을 했어도 차오르는 화가 슬픔이 되어 괴롭기만 했다. 나는 내 슬픔의 정체에 대해 생각해 봤다. 잠에서 덜 깬 새벽, 차갑고도 무거운 이슬을 맞으며 어딘가로 '실려 가는 소들' 때문이었을까? 최대한 집요하고 은밀하게 감춰진 진실 속에서 반복되는 이 대규모 축산업, 아니 학살이 상기될 때마다 괴로워지는 마음 때문이었을까.

아니 사실은 철저히 외면하고 싶어지는 내 마음에 화가 났을지도 모른다. 내가 선택한 비건 생활 방식은 최소한의 평온함을 누리기 위해 선택한 가장 적극적인 내 '외면의 방식'이라고 해도 비겁하지 않을 자신이 내게는 없었다. 때때로 자주 마주치는 이 참혹한 현실 속에서 '슬픔'의 감정은 반복되지만 그렇다고 해도 내 일상을 희생해 가며 현실에 맞서 싸울 자신이 내게는 없다. 결코 나의 평온을 방해받지 않는다. 그래서 더 참혹할 수밖에 없는 겨울이곤 했다.

2월도 중순, 이제 곧 겨울도 끝나가겠지. 3월이 오면 나와 우리는 다양한 표정으로 곧 지나갈 '봄'을 찬미하게 될 것이다. 이번 겨울에도 아프리카돼지열병과 조류인플루엔자인 AI의 바람이 불어왔다. 예외 없이 살처분되었다는 뉴스가 나왔고, 늘 그렇듯 스치듯 지나가는 뉴스일 뿐이었다. 각종 매체와 티브이 프로그램에서는 과정이 생략된 한 때의 생명체들이 상품화되어 견고하게 자리 잡은 자본주의 가치 속 돈을 부르는 마중물이 되는 것을 본다. 해마다 겨울의 이 '참혹'이 끝나기를 바랐지만, 아직은 여전히 이루어지지 않고 있다.

그런데도 당신과 나는 제법 아무렇지 않은 듯 이 야만의 세계를 잘 살아가고 있다. 하여 봄이 오기 전에 이 주먹밥을 소개하고 싶었다. 바나나 잎에 꼭 쥐어서 싼 심심한 맨밥을 땅콩 가루에 찍어 먹던 고소한 그 주먹밥에 대해서 말이다. 이 단순하고도 유순한 음식의 힘으로 인해 부디 세상이 좀 더 다정해졌으면 좋겠다는 간절한 바람을 담아본다.

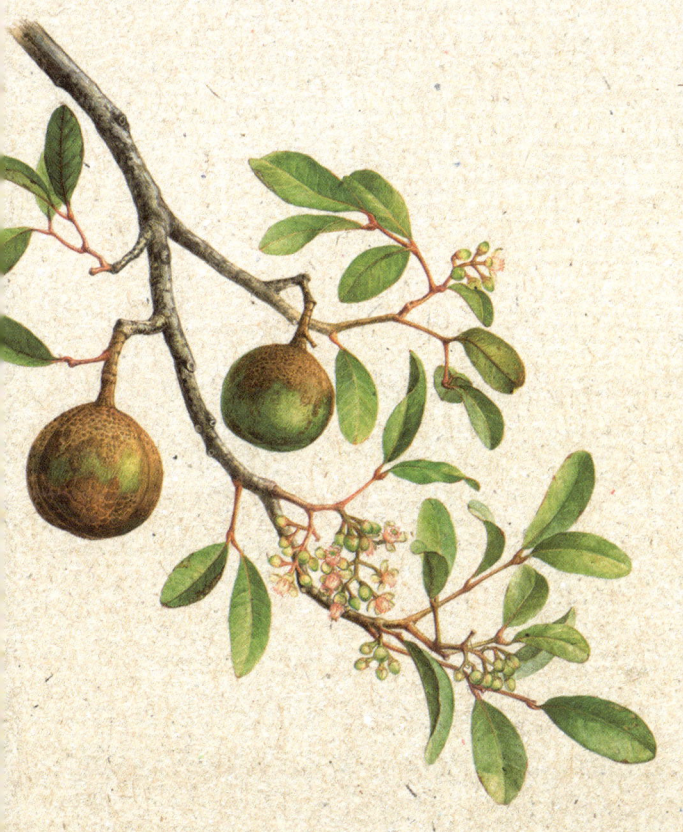

# 3부
# 이토록 사소한 순간들

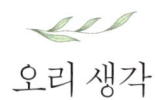
## 오리 생각

 호숫가 버드나무 아래 벤치에 앉아 고개를 젖히고 나무를 올려다본다. 물오른 나뭇가지 사이로 조각조각 푸른 하늘도 보인다. 나무와 소통하는 자세로 이보다 더 좋은 자세를 찾지 못했다. 버드나무는 숱 많은 긴 초록 머리칼의 여인을 닮았다. 늘어뜨린 긴 나뭇가지가 물에 닿을 때마다 수면 위로 작은 일렁임이 일어난다. 그걸 바라보며 벤치 끝에 양팔을 뒤로 돌려 짚은 채 앉았다 일어났다 팔 운동을 하는 게 어느새 산책의 일과가 되었다.

 호숫가 풀밭에 유유자적하고 있던 몇몇 오리들이 즐거운 구경거리 주위로 모여든다. 노란 주둥이를 삐죽 내밀고 고개를 갸우뚱대는 모습이 생각하는 사람처럼 진지하다. 내 움직임을 보고 있는 그들을 나 또한 바라본다. 하나, 둘, 셋……. 스물을 센다. 정면을 향해 앉은 채 상체를 좌·우로 돌려 허리 비틀기를 해 본다. 여전히 녀석들은 나를 보고 있다. 다행히 꽥꽥거리지도 않는다.

그 시선을 뒤로한 채 남쪽 호수 쪽으로 발길을 돌린다. 호수를 돌아 아파트 관리사무소를 지나 풀장을 지나 조금 전의 벤치에서 바라보이는 맞은편 호숫가 풀밭에 다다른다. 하, 예쁜 녀석들 또 다른 오리들이 그곳에도 삼삼오오 모여 있다. 가끔 흑백의 거위 한 쌍도 그들과 함께 어울려 몇은 풀밭을 쪼고, 몇은 물속을 바라본다. 그런데 그중 가장 멋져 보이는 한 녀석이 나와 눈을 마주친 채 꼼짝하지 않고 제 자리에 서 있다. 짙은 녹색 공단 숄을 두른 듯 빛나는 청록빛 목덜미와 매우 연한 커피색 깃털에 쌓인 몸매가 날렵하다.

'녀석 보는 눈은 있어서' 공연히 기분이 좋아져 혼자 실실 웃어본다. 어언 1년 반을 여기 호숫가 아파트에 살며 어느새 오리들과 정이 들었나 보다. 그동안 이들의 식구가 불어나는 것도 보았고, 새끼 오리들을 처음으로 호수로 밀어 넣던 날도 보았다. 안타까운 마음을 숨긴 채 멀찌감치 서서 새끼들이 물에 잘 적응하는지, 잘 살아낼지 조용히 바라보는 부모의 시선도 보았다.

보송보송한 어린것들과의 첫 외출 길, 입에 거품을 문 채 경계하는 어미 오리에게 기꺼이 산책길 밖으로 쫓겨난 적도 있다. 긴박한 사고위험에 처한 어린 자식을 대신해 자동차에 몸을 던졌다는 어느 인간의 모성과 닮았다. 생과 사를 오가는 긴 산고를 겪은 후 내 품에 안겨진 첫아기의 몸이 너무 가볍고 연약해서 어린 엄마는 두려웠다. 동시에 이 아이를 지키기 위해서라면 세상에 못할 것이 없겠다는 다짐이 절로 나왔었다.

구도시건 신도시건 으레 있는 먹자골목에 유행처럼 생겨나던 유황오리집들. 야외로 조금만 나가다 보면 쉽게 볼 수 있는 생고깃집, 무슨 가든이라는 간판들. 간판 속에는 어김없이 고기가 될 운명을 갖고 있는 생명들의 모습이 그려져 있다. 오리, 소, 돼지가 단골 모델들이다. 그런데 하나같이 행복한 표정으로 그려져 있는 게 기괴하다.

죽음을 앞두고 어느 생명이 그리 좋다고 웃고 춤출까. 간판 속 웃는 동물들의 모습을 보면 혹시나 마음속에 일어날지도 모를 연민의 마음으로 불편할 수도 있을 손님의 마음이 편해질 거라는 배려였을까? 비건은 생각이 많아진다. 누군가는 개인적이고 사소한 음식 취향을 놓고 대단한 생명 존중의 사상을 지향하냐고 생각할 수도 있을 것이다. 만약 내가 비건이 아니었다면, 나 또한 그들의 감정 따위에 관심조차 없을 수도 있으니 그럴 수도 있겠다 싶다. 하지만 저절로 생겨난 내 마음속 본성의 소리를 외면하거나 귀를 막고 싶지 않다.

인간이 느끼는 것과 다름없는 모성과 고통을 느끼는 동물들. 낯설기만 했던 호수 아파트 산책길에서 제일 처음 내 친구가 돼주었던 오리들을 생각한다. 어느새 오리처럼 나도 모르게 고개를 기울인 채 또 생각해 봐도 생존의 이유가 아닌 단지 혀의 취향으로 그들을 먹는다는 행위는 이해하기 어렵다. 그 푸르고 부드럽고 섬세한 깃털의 오리들. 물속에 거꾸로 자맥질하는 순진한 몰두. 어수룩한 검은 눈빛을 어찌 차마 잘근잘근 씹을 수 있을까.

언제고 돌아가 만나게 될 고국의 지인들. 내 아무리 좋아하는 사람이라도 그가 오리고기를 먹는다면 다시는 만나지 않으리라……. 아니 애원하며 부디 오리고기를 먹지 말아달라고 부탁이라도 해야 하는 걸까? 그게 가능하지 않다면 내 좁은 인간관계마저 끊어내야 하는 걸까. 결론 짓기 어려운 생각 속에서 산책을 마치고 돌아서는 내 등 뒤로, 오리들도 산책을 마치려는지 풀밭이 부산하다.

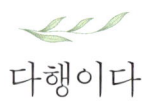
# 다행이다

집에서 5분 정도만 나가면 산책하기에 좋은 천변이 있다는 건 크나큰 행운이 아닐 수 없다. 그곳에 가면 언제든 청둥오리들을 볼 수도 있다. 이름 모를 새들이 다양한 음색으로 부르는 노랫소리를 들을 수 있는 건 물론, 멋대로 피어난 들꽃들을 보는 것도 큰 기쁨이다. 나는 천변 들꽃들을 보며 단 한 번도 반하지 않은 적이 없다. 천변에 핀 들꽃에게서는 단정하게 담겨 있는 꽃집의 꽃들과는 다른 '야생의 빛'이 있다. 언제든 누군가의 손길에 뽑히거나 꺾일지라도 들꽃이 뿌리내리고 살아 있는 그 순간의 빛은 건강한 생명력으로 아름답게 빛난다. 그날은 춥지도 덥지도 않은 계절이 좋아 멀리 나간 산책길에서 잊지 못할 특별한 경험을 하게 되었다. 그동안 천변에서 보아 왔던 다른 나무들에 비해 압도적으로 거대한 나무가 눈에 들어왔다. 나도 모르게 그 나무 앞에 선 채 한참을 바라보기만 했다. 도대체 얼마나 긴 세월, 저 자리를 지켜낸 것일까. 긴 시간 속에서 얼마나 많은 사람이 나무 곁을 스쳐 갔을지, 나는 그 의연한 자태 앞에 저절로 고개 숙여 경배하며 '천변의 쏘울 트리'라는 이름을 붙이기로 했다.

'천변의 소울 트리' 아래서 요가 수련을 하고 싶어진 어느 날이었다. 요가 매트를 챙겨 집에서 4천 보쯤 걸어 나오는 중에 그 작은 벌레와 마주치게 되었다. 보통 때 같으면 그냥 지나칠 수도 있었을 하찮은 벌레 한 마리였다. 그런데 그날은 마치 전 생애를 걸어 전력 질주라도 하는 듯한 격렬함으로 기어가고 있는 벌레가 보였다. 그는 마치 '나는 살아 있다.', '나는 지금 살아야 한다고.' 소리를 지르듯 온몸을 쓰며 한낮의 자전거 도로를 횡단 중이었다.

산책로 자전거 도로에서는 산책자들조차 위협감을 느낄 정도로 달리는 자전거 폭주족(?)들이 흔하다. 하물며 먹이사슬의 최하위에 속하는 작은 벌레 따위를 밟고 지나쳐 가는 일을 누가 어려워하겠는가. 게다가 그 작은 벌레는 새끼손가락의 3분의 1 길이도 채 될까 말까 한 털북숭이 '송충이'였다. 다들 징그럽다고 비명을 질러대기 바쁜 그 송충이 말이다. 아마도 그 송충이는 반대편 언덕의 나무에서 실수로 떨어졌을 것이 분명했다. 누가 저를 지켜보고 있는 줄도 모르고 그 작고 징그러운 털북숭이 친구는 자기 앞의 길을 가고 있을 뿐이었다. 펼쳐지게 될지도 모를 목숨을 향한 위협 따위에는 아예 관심조차 없어 보였다. 짐짓 성실하게까지 보였다. 내가 그렇게나 심각하게 제 생각을 하는 사이 그 벌레는 방금 자전거 도로를 건너 인도의 중앙을 지나가기 시작했다. 만약 바닥을 보지 않고 달리거나 걷는, 누군가의 발길과 마주치게 되면 그 길로 끝장이 날 하잘것없는 작은 털북숭이의 목숨이었다. 그 순간 나는 잠시 난감해졌다.

'송충이를 들어서 안전한 풀숲으로 옮겨줘야 해야 할까? 알아서 살아가겠지, 상관 하지 말고 소울 트리로 얼른 가서 요가나 해'

그런데 바로 그때였다. 그 작은 벌레가 온 힘을 다해 온몸으로 기어 온전히 제힘으로 무사히 인도를 건너 안전한 풀밭 지대로 들어서고 있는 거였다. 경이로웠다.

"정말 잘했어, 정말 다행이야."

"살아있는 동안 부디 어느 손길에도 잡히지 말아."

나는 마치 송충이가 듣기라도 하는 것처럼 쭈그려 앉은 채로 중얼거렸다. 생명력에 대한 강한 의지를 칭찬해 주고 싶었다. 다행히도 그날 그 한낮의 길에는 인적이 드물었다. 다시 생각해 봐도 누군가의 발길에 밟혀 으깨지지 않은 채 사지에서 탈출해 나간 그 '송충이'가 기특했다. 누군가에겐 그저 징그러운 한 마리의 벌레에 불과해 밟혀 죽어도 무관할 일일 수도 있었겠으나, 그날 그 순간의 그 '송충이'는 길에서 만난 챔피언이었다.

## 꺾인 풀꽃을 보다가

 무거운 장바구니를 내려놓고 잠시 쉬어가는 천변 벤치가 있다. 택배 포장 쓰레기를 줄이고 싶은 마음에 집 근처 마트엘 가곤 하는데, 짐이 가벼워도 들리는 장소가 되었다. 운 좋은 날에는 수면에 반짝이는 윤슬과 낙조를 볼 수도 있다. 저녁 무렵 햇빛이 빠져나가며 남겨진 희끗희끗해진 하늘과 구름을 올려다보거나 산책 나온 귀여운 강아지들과 마주침도 소소한 행복이다. 그런데 어제는 세 개의 벤치 중 맨 왼쪽 벤치에 분홍색 작은 풀꽃 하나가 놓여 있었다. 그 꽃이 아니었다면 오른쪽이나 가운데 자리에 앉았을 텐데, 분홍에 이끌려서 꽃 옆에 앉아 꺾인 꽃을 보았다. 나는 내가 앉을 자리를 위해 꽃을 집어 버리지 않았다. 그 대신 그 자리 그대로 앉아 한동안 꽃을 바라보았다.

 '이 꽃은 어디에서 왔을까?'

벤치 앞에 한 무더기 꽃밭이 보인다.

'저기서 왔구나, 너는'

하지만 이미 과거의 일, 한때 흙 속에 뿌리를 내리고 피었던 꺾인 꽃은 서서히 시들어 가고 있었다.

'아직 향기가 남아있을까?'

나는 그것을 들어 코끝에 대어 보았다. 꺾인 꽃은 연약했고, 향기는 아마도 사라지는 중인 듯했다. 갑자기 불어온 바람결에 벤치 앞 무더기로 핀 분홍 꽃들이 마구 흔들리기 시작했다. 내가 생각해도 꺾인 꽃과 대화하는 내 모습이 이상하거나, 혹은 반가워하듯 흔들리면서 나를 보고 있는 것처럼 보였다.

장바구니엔 플라스틱 포장이 싫어서 선택한 비교적 단출한 포장의 두부 두 모가 들어있다. 스티로폼과 비닐 랩으로 포장된 셀러리 반 단도 들어 있다. 플라스틱 박스에 든 방울토마토 한 박스도 들어 있다. 아무리 애써 봐도 이 견고한 플라스틱의 왕국을 벗어날 수 없는 것처럼, 꺾이기 싫었을 저 분홍 꽃도 기어코 꺾으려는 누군가의 손길을 피할 수는 없었을 것이다.

하찮은 그 '분홍', 손에 쥐고 올 때 한없이 흔들거리는 그 풀꽃 한 송이를 집에 가져와 작은 유리병에 물을 채워 꽂아 놓았다. 다음 날 아침에 보니 그 분홍에 제법 생기가 돈다. 좀 더 살아볼 예정인가 보다. 우연히 내게로 온 이 작고 귀여운 생명체를 내 소중한 친구인 고양이 메르씨 군에게 보여줬다. 제법 멋진 구도로 둘 사이의 생명력을 보여준다.

가만히 보면, 아니 그냥 무심히 보아도 이 세상 속 만물은 연결되어 있지 않은 것이 없다. 하필이면 거기 그 꽃이 좋아 잠시 소유한 채 그 자리에 앉아있다 간 사람은 그 꽃으로 인해 잠시라도 행복해졌을까? 만일 그가 꺾지 않고 가만히 바라보다만 갔으면 어땠을까. 어쩜 자기들 대신 꺾였을지도 모를 꽃을 잃은 꽃 무더기들이 신기하다는 듯 나를 바라보기나 했을까.

바람에 흔들리는 들꽃과 분주히 갈 길을 가는 개미들은 다 어디서 왔을까. 함부로 꺾거나 밟아도 될 생명이 이 세상에 과연 있기는 한 걸까. 개미를 밟기 싫어 땅을 살피며 걷는 나는 이 모든 생명이 어디서 왔을지 짐작하기 어렵기만 하다. 나는 그저 이 생명들이 어울려 살기를 바랄 뿐이다. 누구라도 자신의 기쁨을 위해 다른 생명을 해치지 않기를 바랄 뿐이다.

꽃을 꺾은 그 마음을 비난하고 싶어지는 내 마음을 본다. 나는 그 마음을 경계하고 또 경계하기로 했다. 내가 그것을 비난하는 순간 내 마음속에 '신'은 사라지리라는 걸 알 것 같기 때문이다. 잠시나마 사랑이 있던 내 마음의 자리에 공허만이 가득해질 것 같기 때문이다.

그나저나 저 풀꽃은 어디서 왔을까?

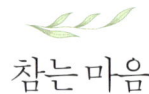

# 참는 마음

다가가 안아주고 싶은 마음을 애써 참는다. 어느 만큼의 거리를 두고 눈을 마주쳐야 하는지, 경계심 많은 너를 위해 최소한의 움직임이 좋다는 것쯤 이미 알면서도 나는 참는다. 너는 사람을 좋아하고 천진난만한 데다 장난꾸러기이지만, 막상 너무 가까이 다가오면 도망치는 새가슴을 지녔다. 오랫동안 내가 보아온 고양이들의 기질은 대개 다 그런 편이었다.

그날도 천변 산책 중이었다. 5월의 연두를 품은 초록 초록한 풀밭에 삐죽 올라온 노란 꽃대가 잘 어울리는 모습에 한껏 기분이 좋아지고 있을 때였다. 초록 풀숲 속에 숨은 그림처럼 작은 눈망울 한 쌍과 눈이 마주쳤다. 자세히 봐야만 보이는 그 작은 눈동자의 주인은 경계를 풀고 모습을 드러냈다. 털빛이 깨끗한 삼색 고양이였다. 만약 겨울이었다면 그게 또 안타까워 마음이 많이 쓰였을 테지만 좋은 계절의 마주침인 게 다행이라면 다행이었다.

내가 길고양이들 밥을 주기 시작한 지도 어느새 15년 차다. 나는 결코 끈기가 있거나 봉사 정신이 그다지 투철하지도 않은 사람이다. 깔끔하고 쾌적한 것을 좋아해서 여행 경비 중 머무는 숙소 비용을 제일 많이 쓰는 편이기도 하다. 그런 사람이 더러워진 밥자리를 치우고, 밥그릇을 바꿔주는 일이 생활의 일부가 되어 있다니, 스스로 생각해 봐도 이상한 일이 아닐 수 없다. 더러 착하고 헌신적인 사람이란 오해를 받을 때도 있지만, 나는 늘 언제쯤이면 이 일을 그만두게 될지 궁리한다. 내게 주어진 이 인연과 숙제에서 벗어날 수 있을까 기대한다. 캣맘 초기에는 감정적으로 힘들어질 때가 종종 있었다. 아는 만큼 보인다고 했던가. 밥을 주면서 보이기 시작한 길고양이들의 생태였다. 거친 환경에서 태어나 위험 속에서 살다 죽어가는 묘생이 너무 안쓰러워 마음이 아팠다. 본격적으로 장마가 시작되기 전 어느 여름날인가. 잎이 무성한 나무 아래를 지나가다가 갑자기 눈물이 쏟아져 눈에 띄는 벤치에 앉아 혼자 운 기억이 난다. 오전 요가 수업을 마치고 집으로 가는 길, 대로변이었으니 차 안에서 이 광경을 본 사람들은 각자의 상상으로 마주쳤을 특이한 장면이었을 거다.

하지만 감정은 감정일 뿐 세상의 모든 안쓰러운 고양이들을 다 구조하거나, 찾아다니며 밥을 줄 수도 없을 일이었다. 이 무렵 길고양이들을 대하는 내 감정 상태는 슬픔이 많아 이런저런 에피소드가 많다. 그 사이에 나의 메르씨와 초원이가 가족으로 들어왔고, 7년을 함께 했던 초원이가 천국으로 간 지도 몇 년이 흘러갔다. 나는 여전히 길고양이들 밥을 주러 다니지만, 예전과 달리 감정 조절을 잘하게 되었다. 사정이 여의찮거나 피곤한 어떤 날 하루쯤 밥을 건너뛰더라도 두 다리를 뻗고 잠을 잘 수 있게 되었다.

그럼에도 불구하고 길고양이들을 보는 내 마음은 여전히 복잡하다. 아무 근심 없는 자세로 '내게 갸르릉 갸르릉' 행복의 노래를 불러줄 것임이 분명한데도 나는 다가가지 않는다. 지금도 여전히 길 위에서 씩씩하게 살아가는 더없이 귀여운 자태의 고양이들을 보면 깊숙이 숨겨둔 마음 한쪽이 찌르르해지곤 한다. SNS에 올라오는 고양이 사진들. 특히 길고양이 사진들을 대하는 내 마음은 일반적이지가 않다. 귀여운 그 모습과 표정에 스며있는 두려움과 경계심이 보이기 때문이다.

'며칠 내린 비로 밥그릇에는 흙탕물이 튀고, 비에 젖은 사료가 퉁퉁 불어 있겠지.' 몹시 허기져 있을지도 모를 안쓰러운 상황들이 그려지곤 한다. 그저 귀여워하는 마음으로만 보이지 않는다. 귀엽고 멋진 장면을 위해 사진기를 들이대는 손길보다는 그들에게 필요한 게 무엇인지 찾아주는 사람의 손길이 더 귀하게 느껴진다. 본격적으로 겨울이 시작되기 전 11월이면 '캣맘' 들의 마음속엔 안쓰러움이 가득해진다.

그러고 보니 살며 덥석 다가가 안고, 사랑하고, 온전히 사랑받은 시간은 고양이와 함께일 때가 전부였다는 생각이 든다. 그런데도 이제 나는 덥석 다가가거나 눈을 마주치지 않으려 한다. 그저 지금의 내가 너에게 해줄 수 있는 일은 배고프지 않게 한 끼를 해결할 수 있게 해주는 일뿐이라는 듯, 밥과 물을 주고 돌아서 온다. 지난 계절의 영광을 비워내기라도 하듯 잎사귀들을 다 떨어내고 있는 11월의 나무를 바라보며 그 마음을 참는다.

## 도토리는 청설모의 것

 그 가을의 첫 번째 산행, 해그늘을 이고 선 잣나무군락지에 들어서자 은은한 향기가 코끝에 와 닿았다. 숲 밖에서 미처 몰랐던 감각들이 이곳에 들어오자 깨어나는 것만 같았다. '바스락바스락' 날쌔고 가벼운 생명체가 낙엽 위를 밟고 높은 나무 끝까지 길처럼 달려 올라가는 게 보였다. 아주 오랜만이었지만 한눈에 '청설모'라는 걸 알 수 있었다. 도대체 얼마만에 보는 무해하고도 아름다운 움직임인가! '숲'을 부르거나 글로 쓸 때면 그 앞에 왜 '고요한' '아늑한'이라는 형용사를 붙이는지 온전히 이해할 것만 같았다. 절로 미소가 지어지는 평화로운 순간이었다.

 그리고 두 번째 산행길이었다. 본격적으로 경사가 있는 언덕을 오르기 전 나지막하고 둥근 평지를 만났다. 서둘러 올랐기에 우리는 거기서 정오의 순간을 맞이했다. 햇빛은 우리의 정수리 위에서 빛나고 있었고 아담하고 아늑한 공간을 보자 요가 수련이 하고 싶어졌다. 손수건 한 장을 나무 아래 풀밭에 깔고 정수리를 바닥에 대는 '머리 서기 자세'를 해봤다. 어디 한 군데 기댈 곳이 없는 사방이 트인 공간이라 쓰러질 수도 있으나 어쩐지 그 풀밭이라면 넘어져도 괜찮을 것 같았다.

매트가 아닌 얇은 손수건 한 장 사이로 흙의 촉감과 온도가 섬세하고도 부드럽게 전해져왔다. 머릿속이 환해지는 듯했다. 우리 몸에 흐르는 전류를 대지 속으로 흘려보내는 완전한 '접지'의 순간이었다. 숲에서는 무얼 하든지, 안 하든지 마주치는 매 순간의 풍경 속이 다 경이롭다. 작은 들꽃이며, 기울어진 나무의 각도며, 나무 사이로 보이는 하늘빛이며, 바람의 세기며 어느 것 하나 완벽하지 않은 것이 없었다. 그렇게 다 좋았는데 내려오는 길이었다. 늘 그렇듯 사람이 문제라면 문제였다.

산에 굴러다니는 도토리를 산에 두고 싶어 하지 않는 사람들이 그날따라 많이 보였다. 지퍼백이며 배낭이며 '도토리'를 채워갈 채비를 단단히 한 사람들이 도토리를 줍고 있었다. 마음 같아서야 당장 그만하라고 말하고 싶었지만 그럴 수 없었다. 그 숲의 열매들은 분명 숲에 사는 생명들일 것일 텐데 그들은 도토리를 줍기에 한창 열들을 올리고 있었다.

하늘을 빽빽이 가리고도 남는 상수리나무 군락이었다. 가는 길에 굴러다니는 도토리들이 눈에 꽤 띄었다. 도토리를 줍느라 삼삼오오 흩어진 이들은 등산로를 벗어나는 것도 아랑곳하지 않은 채 그야말로 숲을 터는 것처럼 보였다. 매우 거슬렸다. 그렇다고 해서 그들에게 한마디 할 용기는 나지 않았다. 귀찮은 일이 생길지도 모르기 때문이었다.

이렇듯 복잡한 인간의 속내를 아는지 모르는지 저만치 '청설모'가 분주히 도토리를 찾고 있는 게 보였다. 그 순간 나는 차라리 '청설모'에게 말을 걸어 보기로 했다. 아니 주의를 주기로 했다. 상수리나무 길을 걸어 내려오며 주운 도토리를 청설모가 놀라지 않을 정도의 거리에서 굴려주려던 참이었다.

"청설모야, 사람들보다 더 빨리 도토리를 찾아야 해, 그래야 이 겨울을 날 수 있지."

"안 그러면 사람들한테 다 빼앗기거든."

목소리를 높이진 않았지만 그렇다고 기어들어 가는 목소리는 아니었다. 혹시나 내가 청설모에게 하는 말을 '도토리 줍던 이'가 듣는다 해도 할 수 없는 일이었다. 도토리 줍기에 온 신경이 간 그들이 못 들었거나, 들었더라도 "뭔 신소리야" 하고 말았을지도 모를 거라는 생각이 들었다.

나도 중국산 도토리로 만든 도토리묵보다는 우리나라에서 난 도토리로 만든 도토리묵을 좋아한다. 하지만 숲에 사는 동물들의 겨울 식량이 될 도토리까지 쓸어 담아와 도토리묵을 쒀 먹어야 할까? 그거 아니어도 우린 먹을 거 많지 않은가? 도토리 주워가는 이들 때문에 숲의 동물들 겨울 식량이 모자란다고 현수막까지 붙여놨던데 말이다.

숲에 가서 좋았던 것만 쓰고 싶은데, 그렇지 못했다. 손바닥으로 태양을 다 가릴 수 없고, 이것은 진실이니까 '불편한 진실'을 말하지 않는다 하여 그것이 거짓은 아니니까. '불편한 진실'을 가린 채 좋았던 것만 말한다 해도 그 순간들은 존재하는 거니까. 누군가 무심코 했던 행동이었는데 '그럴 수도 있겠구나' 새삼 알아 굳이 숲의 식량을 집으로까지 들여오지 않을 수도 있으니까. 그러면 숲의 식구들이 겨울을 잘 나는 데 도움이 될 수 있으니까 좋은 얘기만 말고, 이 얘기도 하고 싶었다.

# 지혜는 발로부터 오는 것

 다른 날과 달리 오늘은 카페를 나와 집으로 돌아올 시간에 집을 나섰다. 채소 좋아하는 고양이 메르씨 군에게 이번엔 실패하지 않고 쑥쑥 싹이 올라오기 시작한 고양이 전용 채소인 캣그라스도 보여주었다. 다가올 가을날이 아무리 좋아도 저를 외롭게 두고 놀러 다니지 않을 거라는 집사의 의지도 충분히 보여주었다. 게다가 어제 길고양이들 밥도 주었기에 오늘은 비교적 고양이들로부터도 자유로운 날이다.

 이렇듯 채비를 단단히 한 후 카페에 나간다고 해서 결코 대단한 글쓰기의 성과를 내는 것도 아니다. 그럼에도 집을 나서야만 비로소 집안일 아닌 내가 해야 할 일을 하러 나간다는 느낌만은 지울 수가 없다. 내가 자주 가는 카페는 두 군데인데 한 곳은 집에서 조금 멀고, 한 곳은 가깝다. 조금 먼 곳의 카페 가는 길은 맨발로

걷기에 좋은 천변 흙길이 있기에 늘 카페를 나와 집으로 올 때 걷곤 했다. 그런데 오늘은 오는 길이 아닌, 가는 길부터 맨발 걷기로 시작했다.

그러나 여기 천변에서의 어싱(Earthing)에는 산길, 황톳길과 다른 아픔이 따라온다. 한바탕 비가 오고 난 후는 정도가 심해져서 빗물에 씻겨간 흙길 아래에는 온갖 종류의 자갈들이 가득하다. 그 속에는 아주 작은 조개껍데기도 있고 깨진 푸른 술병의 조각도 섞여 있다. 처음엔 저절로 움찔거릴 수밖에 없는 길이었는데 이제는 그 자극이 시원하게 느껴지기도 한다. (하지만 여전히 아프다)

이렇게 아픈 길을 잘 견디며 심지어 즐기며 걷다 보면 부드러운 모랫길이 나온다. 뙤약볕 아래를 걷다 보면 시원한 나무 그늘 길이 나온다. 메마르고 단단한 길이 끝나고 나면 부드럽고 축축한 길도 나온다. 오늘은 문득 걷기엔 아프지만 이 길지 않은 길을 걷는데 꽤 심오한 인생의 교훈이 떠오른다. '그렇지, 살아온 나날들도 그랬지.' 그와 함께 지금 걷는 이 길 속에서의 순간이 한없이 고맙고 감사한 생각이 드는 거였다.

원하는 대로 잘 풀리지 않는다고 생각했던 것들에 대해서도 조금은 더 담담해지는 느낌이 들었다. 혹시 오늘 걷는 길이 너무 거칠고 험하다는 생각이 든다 해도 그게 큰 문제가 될 일은 없을 거란 생각도 든다. 반짝이며 다가올 날들에 대한 기대와 호기심으로 무장한다면 우리의 날들은 위대할 것이고. 그거면 충분할 테니까.

  새삼 또 느끼게 된다. 집을 나서야 한다. 걸어야 한다. 특히 맨발로 흙을 느끼며 걸어야 한다. 지구 어머니에게 감사하며 걸어야 한다는 것을. '지혜와 사유'는 결코 머리로 오는 게 아니다. 빗속의 흙과 자갈길을 걸어온 내 발바닥의 힘에서부터 시작된다는 그런 생각을 오늘 저녁 해 보는 것이다.

## 나는 누구, 여긴 어디?

　사설 동물원 담장의 허술한 부분을 뛰어넘어 탈출에 성공한 얼룩말이 있다. 그래 일단은 좁은 우리를 벗어나 어디로든 갈 수 있으니, 그건 다행이라 해두자. 하지만 위험한 차도를 지나 그가 지금 서 있는 곳은 막힌 길 앞. 유전자 깊숙이 자리 잡고 있을 질주 본능을 채우기엔 턱없이 불가능해 보이는 주택가 골목 끝에 멈춰 서 있을 뿐이다. 이 아름다운 무늬의 생명체는 어쩌다 조상 대대로 살아왔을 초원을 떠나 어울리지 않는 삶을 살아가게 되었을까.

　이로부터 1년 후 이번에는 생태 체험장에서 탈출한 타조 한 마리가 경기도의 어느 도로를 달려가고 있다는 뉴스를 보게 된다. 이 친구 역시 도심 속 차도가 아닌 평야를 달려야 마땅할 생명체임이 틀림없어 보인다. 보고 싶지도, 원하지 않아도 심심치 않게 마주치는 뉴스들이다. 마주칠 때마다 불편하고도 슬픈 감정이 올라온다. 물론 금세 잊고 말지만 말이다.

도살장으로 향하던 트럭에서 탈출한 황소가 순간의 자유를 누리며 차도에 서 있던 장면 하나가 떠오른다. 탈출에 성공했던 죽음을 앞둔 소는 거기 서서 어떤 생각을 했을까? 인간의 시각에서야 안전하게 소를 잡아야 했겠지만, 도로에서건, 잡혀서건 소를 기다리고 있는 게 무엇일지 우리는 안다. 살고 싶은 본능과 자유를 지켜주지 못할 것임이 자명한 '무사히 포획했다'라는 후속 기사를 보는 일은 안심이 아닌 가책 쪽에 더 가까운 마음이었다.

어울리지 않는 삶을 사는 동물들은 우리가 생각하는 것보다 다양하다. 사육당하는 곰의 경우 또한 참혹한 삶이 아닐 수 없다. 평생을 철창에 갇혀 웅담 즙을 채취당한다고 한다. 단지 인간에게 소용된다는 그것의 생산을 위해 좁은 우리에 갇히고, 저항할 수 없는 환경 속에서 고통당하다 죽는다. 그 지옥을 벗어나고 싶어 사육장에서 탈출했던 사육 곰 또한 당연히 탈출에 실패하고 만다.

그리고 현재도 진행되고 있을 것으로 짐작되는 게 '돌고래 타거나 만져보기' '조랑말 타기'가 있다. 극한의 스트레스 상태로 몰기 위해 소를 굶기고 학대한 후 싸움을 시키는 '청도 소싸움'. 전통이라는 이름으로 진행되는 청도 소싸움의 장면 사진은 그 잔혹함에 차마 보기가 힘들 정도다. 태생이 유순하고 복종적인 초식동물이자 포유동물인 소를 먹는 것도 모자라 이렇게까지 착취하다니.

인간으로서 지켜야 할 존엄까지는 아니더라도 최소한의 도덕과 양심을 위해서라도 동물에게 가해지는 '학대 비즈니스'는 사라져야 할 악습이라고 생각한다.

늘 그렇듯 이런 탈주극, 아니 짧은 자유의 끝에서 탈주 동물들을 기다리고 있는 건 포획용 틀과 방호복을 입은 인간들이다. 대개는 마취총을 쏘아 정신을 잃게 한 후 생포해 탈출했던 곳으로 되돌려놓는 게 이 촌극의 정해진 룰이자 끝이다. 간혹 이 과정에서 죽음을 맞는 탈주 동물들도 생기지만 그리 중요하게 다뤄지지 않는다.

언제쯤이면 사육장에서 동물들이 탈출했다는 뉴스를 접하지 않게 될 것인가? 지구 위 생명체 중 인간이라는 이유만으로 우리는 언제까지 동물들을 괴롭히며 살아갈 것인가. 지금, 이 순간에도 사육동물들에 가해질 유린과 고통을 생각하면 속이 메스꺼워진다.

기사를 찾아 읽다 보니 이들 사육동물의 탈출 배경에는 가족과의 이별이 있었다고 한다. 얼룩말도 타조도 엄마가 죽고 난 후 그리움에 이상 증세를 보였다. '엄마 찾아 삼만리'를 감행했다는 거다. 엄마 생각에, 우리에서 탈출한 얼룩말이나 타조나 안쓰럽기는 마찬가지다. 도살장으로 끌려가던 소나 실험실 동물들이 느낄 감정도 인간이 느끼는 것과 다름없을 감정일 것이다.

지난 4월 10일은 국회의원 선거가 있던 날이다. 나도 사전 투표가 아닌 당일 아침 일찍 가서 소중한 한 표를 행사하고 왔다. 내가 던진 한 표가 어쩌면 좋은 세상을 향한 징검다리가 될 수도 있다는 희망을 담아 정성을 다해 본 투표일에 갔던 것이다. 그러나 과연 우리가 사는 세상은 나아지고 있는 걸까. 정말 나아질 것인가. 좋은 세상의 기준이란 무엇일까. '한 국가의 도덕성을 알려면 동물과 여성을 대하는 수준을 보면 알 수 있다'는 유명한 어록이 떠오르는 시점이다.

그럼에도 불구하고 나는 '생명을 가진 모두가 자유롭고 평등하게 대우받고 행복하게 살아가는 세상'을 여전히 희망하고 있다. 여전히 그 꿈을 포기하지 않은 채 비건 생활자로서의 이 삶을 기꺼이 받아들여 아름답게 살고 싶을 뿐이다.

## 다정한 타인들

'다정한 타인'이란 말 참 좋다. 얼마나 좋았으면 같은 제목으로 '시'와 '산문'을 써서 시집과 산문집에 넣었을까. '다-정-한-타-인'이라고 천천히 소리를 내 보면 저절로 마음이 따뜻해져 오는 것만 같다. 그리고 보면 '인연'이란 사람뿐 아니라 어떤 '문장'이나 '단어들'에도 생기나 보다. 글로 써 남기고 싶었던 그 순간 속 '다정한 타인'들은 당연히 생판 처음 보는 사람들이었다. 어느 광고에선가 보았던 모르는 사람이 스쳐 지나가며 남기고 간 비누 향기처럼, 별것 아닌 사소한 일상이 향기처럼 남아있으니 말이다.

망설임 끝에 혼자 참석했던 동물권 행진을 마친 후 집으로 돌아가던 길이었다. 어떤 방식으로든 위로가 필요했던지 비건 카페가 상대적으로 많은 해방촌에 갔다. 그리고 거기서 잊고 있었던 '다정한 타인'을 다시 떠올리게 되었다. 남산 타워가 보이는 서울

하늘 아래 가파른 언덕길 초입에 있는 식품점에서였다. 전에 비건 전용 식품만 판매하던 곳일 때 들른 이후 오랜만이었다. 주인도 실내 배치도 바뀌었단 걸 알 수 있었다. 특이한 건 창가에 앉아 차를 마실 수 있게 테이블이 설치되었다.

전문 카페가 아닌 식품점에 딸린 간이 카페 정도라고 하면 될 것 같았다. 뜨거운 햇빛이 쏟아지는 한여름 언덕길은 뿜어져 나오는 열기로 후끈거렸다. 오후에 소나기가 내릴 거라는 일기예보도 있었다. 바구니에 몇몇 비건 식품들을 골라 담은 채 계산 줄에 서 있다 문득 커피 한잔하고 싶은 생각이 드는 거였다. 커피를 마실 수 있다는 걸 알고는 있었지만 혼자서 들어간 나는 조심스럽게 입을 열었다.

"저, 커피 한잔 마시고 가도 되나요?"

"네, 그럼요"

"저, 그럼 오트 라테 따뜻한 걸로 한 잔 주세요"

"네 알겠습니다."

"참, 그리고 저기 저 쿠키 비건이죠? 쿠키도 하나 주세요"

"네, 그럼요 비건 쿠키예요."

포장이 되어 있지 않은 채 유리병에 들어있는 쿠키들이 언제부터 거기 있었을까 의심이 들어와 망설임 끝에 한 마디를 얹었다.

"그런데 저 쿠키 혹시 만들어 놓은 지 오래된 건 아니겠죠?"

그러자 살짝 동그래진 눈으로(결코 불쾌한 표정이 아닌 이해한다는 듯한 표정으로) 상대가 말했다.

"아니에요. 절대 아니에요. 신선한 쿠키예요, 걱정하지 마세요"

그는 외국 여성이었다. 황금빛 머리카락은 가늘고 부드러워 보였다. 한국말을 꽤 하는 편이었다. 보통의 카페에서처럼 내 커피를 들고 내 자리로 돌아가기 위해 진열된 상품들을 둘러보며 커피를 기다리고 있었다. 그러자 그가 말한다.

"자리에 가서 앉아 계시면 가져다드릴게요"

"아, 네"

나는 얼른 창가 자리로 돌아가 앉았다. 그날따라 토요일 오후인데도 오가는 사람 하나가 없는 언덕길이었다. 비스듬히 앉아 창밖을 보고 있자니 무념무상의 상태에 빠져든다. 나쁘지 않은 기분이었다. 그때였다. 참았던 열기를 터뜨리듯이 소나기가 쏟아지기 시작했다. 때마침 그녀가 커피와 쿠키를 들고 내 자리로 왔다.

"맛있게 드세요"

"감사합니다."

특별할 것도 특별하지도 않은 대화는 이게 다였다. 그런데 딱 그만큼의 거리와 배려가 있던 그 순간의 몇 마디가 빗소리처럼 상쾌하게 다가왔다. 나는 뜨거운 열기가 식어가는 아스팔트 길을 바라보며 뜨거운 커피를 천천히 마셨다. 비건 버터의 향과 초코칩

이 씹는 쿠키는 신선했고, 투박한 잔에 담겨온 오트라테도 부드러웠다. 결코 길지 않은 시간이었건만 천천히 흘러가는 시간 속에서 머무는 순간이 좋았다. 홀짝거리며 마시던 내 커피잔이 비워졌을 때 소나기도 그쳤다. 불과 몇 시간 전 광장에서 나는 '개 식용 종식'을 외쳤었는데, 차마 볼 수 없는 영상에 눈시울을 붉히며 극도의 스트레스 속에 있었는데 지금은 아니다. 깨끗이 비운 찻잔과 빈 쿠키 접시가 담긴 쟁반을 들고 그녀에게 갔다.

"커피 맛있게 잘 마시고 가요"

"감사합니다. 안녕히 가세요"

비가 그친 내리막길을 걸어 전철역으로 걸어가며 한 번쯤 더 와도 좋겠다고 생각했다. 반면에 아마도 다시 올 일은 없을 거라는 예감이 들었다. 그녀에 대해 아는 게 없다. 그녀가 아르바이트생이었는지, 주인이었는지, 국적이 어딘지, 철저히 모른다. 내가 혼자 찾아와 비 오던 날 커피 마시고 갔던 사람이라고, 당신의 친절이 인상적이었다고 한다고 한들 그날 실내에 흐르던 그 느낌은 사라졌다.

우리들은 생각보다 훨씬 더 작은 것에 반응하고 마음이 움직인다. 선의로 가득한 사람에게서는 조용히 있어도 전해져 오는 위로가 있다. '순한 말만을 하는 사람으로 살고 싶다'면서도 나의 태도와 말은 그렇지 못하다. 만약 그녀가 쿠키의 신선도를 의심하는 듯한 내 말을 불쾌하게 여겼다면 어땠을까? 말로 뱉지 않아도 기분 나쁜 에너지를 품은 채 커피를 내렸다면 어땠을까? 소심한 나는 분명히 '다정한 타인'을 떠올리지 못했을 것이다.

오늘은 이런 생각을 해 본다. 내가 먼저 순한 말을 하며 살겠노라고. 살고 싶다고 기특하게도 그런 기분이 든다. 아무리 작심삼일이 될지라도 지금은 그렇게 순한 마음이 되어 내가 먼저 다정한 사람이 되어야지 굳은 결심을 해 보는 것이다. 이게 다 '다정한 타인들' 때문이다.

## 어느 날의 비싼 고구마 점심

논비건인 데다 요즘 들어 꽤 중요해진 코드인 정치 성향까지 다른 친척 오빠와 차 한 잔을 하게 되었다. 우리는 이종사촌 간이다. 자주 보진 않지만, 오빠나 나나 살아생전 이모들의 기억이 생생해서 그런지 틀림없는 '혈연'으로서의 미더움이 있는 편이다. 어릴 때 외가에서 마주치던 이종사촌들은 내게는 꽤 큰 존재들이었다. 어린 내 눈에, 도시에 사는 언니, 오빠들은 다들 옷도 잘 입는 멋쟁이로 보였다. 적어도 나보다 세련되어 보였다. 내 눈에 봐도 촌티(?) 나는 초라해 보이는 내 모습이 나는 부끄러웠다.

어느 사이 수십 년의 세월을 뛰어넘어 차 한 잔을 사이에 두고 마주한 오빠가 참 많이 늙었다. 비혼주의자인 데다 현재 미혼인 그는 남들이야 뭐라고 하든 지금의 상태에 굉장히 만족해하며 살고 있다고 했다. 동년배의 남성들이 감당해야 할 가족의 무게에서 자유로운 그는 오직 자기 혼자만을 잘 돌보며 잘살고 있음에도 세월의 흔적은 비껴갈 수가 없나 보다. 나 역시 오빠가 보기엔 세월의 흔적을 고스란히 느꼈을 테지만 말이다.

카페에 미리 도착해서 글쓰기 작업을 하고 있던 나에게 오빠가 말했다.

"너 너무 바쁜데, 나 때문에 나온 거 아니니?"

"피곤해 보이는데, 너 그 이유가 뭐인 것 같니?"

그렇다. 이 오빠는 지금 갱년기를 지나 노년기를 바라보는 여동생을 걱정하는 일반적인 한국 남성의 시선으로 진심 어린 걱정을 하는 거였다. 틀림없이 고기를 안 먹어서 비실거리는 거라는 말을 하고 싶었을 것이라는 걸 나는 안다.

"오빠 난 괜찮아요. 컴퓨터 화면을 오래 봐서 그래요" 나는 웃으며

"고기를 안 먹으니 아직도 30대로 보이지 않아요?"

"너야 원래 동안이니까, 늙어 보인다는 말이 아니야, 내 말은."

나는 부드러움을 유지하며 살짝 정색하며 말했다.

"오빠, 10년 사이에 '비건 인구'가 10배가 늘었다는 건 무얼 의미하는 걸까요?"

"논리적인 거 좋아하니까 생각을 좀 해봐요." "나야 동물을 인간이 먹기 위해 열악한 조건에서 사육하고 죽이는 게 싫으니까,

비건을 선택했지만, 윤리적 이유 말고도 무언가 있으니까, 비건이 화두로 떠오르고 있다는 생각 안 들어요?"

대량 사육시스템에서 빠른 회전을 위해 주사하는 촉진제에 대해서 그로 인해 발병하게 된 각종 성인병의 증가에 대해서, 그 밖에 고통 속에 죽어가며 발생하는 에너지와 카르마에 대해서 열변을 토하고야 말았다. 성정이 조용하고 온순한 그는 내심 경청하는 자세로 앉아있었다. 하지만 이 토론의 문제는 이것이 '진실이냐 진실이 아니냐?'의 문제가 아니다. 그보다는 차라리 '편견과 습관'에 관한 문제라고 보는 게 더 편할 것이다.

별생각 없이 있다 보니 어느새 점심시간, 오빠는 점심을 사주겠다고 어디든 가자고 한다. 아무리 봐도 이 동네에는 비건이 갈 만한 식당이 없기에 나는 근처에 있는 샌드위치 체인점에 갈 것을 제안했다. 열심히 선택할 수 있는 비건 옵션을 설명하며 맛이 괜찮다고 가자고 권유했다. 그런데 오빠는 배가 고프지 않다며 오늘은 차 한 잔 마신 것으로 충분히 만족한다고 한다. 사실 나도 해야 할 일도 있는 데다 오빠가 그렇게 말하기에 한번 더 샌드위치를 권유하다가 말았다.

뭐가 문제였던 걸까? 그러고 보니 오빠는 처음부터 점심을 사주겠다고 했었다. 비로소 드는 생각 하나, 내가 그렇게 샌드위치 먹으러 가자고 했던 것이 지금 몹시 내 배가 고파서였다는 것을 알게 되었다. 특별하지 않은 한 12시간 단식에 오전에는 사과당근 주스로 아침을 대신하는 처지라서 12시부터는 진심 배가 고파지던 터이기도 했다. 어느새 건강한 내 장에서는 사정없이 '꼬르륵'대는 소리가 울려 퍼지기 시작했다. 나는 일단 카페와 한 건물인 백화점 지하 식품부로 뛰다시피 들어갔다.

익히 알고 있는 풍경이었지만, 배고픈 내 눈에 띄는 것은 온통 살벌한 동물들의 사체 저며 놓은 것들뿐이었다. 물살이를 저며 밥과 뭉쳐놓은 초밥이며 아니면 사체를 우려낸 국물이거나. 그렇다고 설탕 범벅 떡을 먹고 싶진 않았기에 바나나라도 사 먹어야겠다. 과일 판매대를 도는데 군고구마의 향내가 나는 게 아닌가? 식품 판매대에서 철판 같은 걸 갖춰 놓고 군고구마를 팔고 있는 거였다. 중간 크기의 군고구마 한 개에 2천8백 원. 나는 곧 그 고구마를 샀다. 그리고 비건 음료도 골랐다.

부리나케 백화점을 벗어나 햇빛이 가장 잘 비추는 야외 테이블에 자리를 잡고 앉았다. 그러고는 성급히 고구마를 먹기 시작했다. 첫입을 베어 무는데 내 평생 먹어본 군고구마 중에서 가장 맛있는 고구마가 될 것 같은 느낌이 들었다. 배가 고파서였을까? 처음 골라본 비건 음료도 처음 사 본 백화점 군고구마도 너무 맛이 좋았다. 그렇게 다시 평온을 찾고 햇빛 속을 걸어 집으로 돌아오는 길, 평온한 마음 한가운데에서 어떤 생각 하나가 떠오르기 시작했다.

비로소 오빠에게 참 미안하다는 생각이 들었다. 샌드위치 가게 말고 김밥집을 찾아야 했을까. 눈 딱 감고 해장국 집에 가자고 해야 했던 걸까. 오빠가 좋아하는 게 뭐냐고 오늘은 뭐든 다 괜찮으니 솔직히 말해보라고 먼저 말해야 했던 건 아닐까? 괜찮다고는 했지만, 오빠도 많이 배가 고팠을 텐데. 내가 너무 이기적이었던 것일까. 아니면 이렇게 쿨하게 카페에서 커피를 한 잔씩 마시고 헤어져 각자의 스타일대로 점심을 해결한 것이 잘한 것인가? 결론을 낼 만큼 집중이 되지 않는 그날의 일이었다.

오빠는 헤어지며 너도, 나도 잘 지내다가 여름 지나서 한 번 또 보자고 했다. 친척이 있어도 다 못 보고 사는 데다가 앞으로 또 몇 번을 더 만나 보겠느냐는 그런 쓸쓸하고도 심오한 말도 했다. 오빠가 비건이 되거나, 내가 논비건이 될 일은 꿈도 꾸지 못할 일이다. 그렇다고 엄마 돌아가셨을 때 믿음직하고도 푸근한 존재 자체로 위로를 주었던 오빠들이 아니었던가. 부디 이 동네에도 논비건과 비건이 함께 가서 서로가 다 만족할 만한 식당이 생겼으면 좋겠다. 그럴 확률은 낮지만 그래도 바라보는 마음이다.

## 앙리 루소와 비건 타이거

'아무리 사나운 육식동물이라도 지쳐 잠든 먹이를 덮치
는 것을 망설인다.'

윗글은 1897년 프랑스 '앙데팡당전'에 출품한 앙리 루소의 작품 〈잠자는 집시〉와 함께 소개된 부제다. 과연 그럴까? 초식동물인 나로서는 육식동물의 입장을 다 안다고 할 수 없지만 어느 정도는 맞는 말 같다. 적어도 인간이 동물을 키워 먹기 시작한 이후로는 말이다. 내가 알기로 동물의 경우에는 생존의 이유가 아닌 욕망과 재미를 위한 살생은 하지 않는 것으로 알고 있다.

우연히 앙리 루소의 그림 〈잠자는 집시〉를 화집에서 본 후 어쩐 일인지 그 이미지가 오랫동안 사라지지 않았다. 처음 접한 화가와 그림이었음에도 낯익고 편안한 느낌이 드는 것도 이상했다. 이것도 일종의 데자뷔라 할 수 있다면 그럴 것도 같았다. 검푸른 하늘 높이 떠오른 희고 둥근 달, 달무리인 듯 별빛인 듯 유리 조각을 흩뿌린 듯 희미한 어둠 속이 그림 전면의 배경이다. 짐작하기 어려운 표정의 사자가 잠든 집시 여인을 내려다보고 있다.

무방비 상태의 먹잇감일 수도 있는데, 바라보는 사자의 시선에는 욕망이 보이지를 않았다. 짐짓 고요해 보이기까지 한다. 그림 속 멀리 보이는 광야를 이제 막 건너와 곤히 잠든 집시 여인의 잠든 얼굴 또한 해맑기만 하다. 진지한 감상자라면 그 표정에서 '해방' 또는 '자유'를 읽어내야 하는 것일까? 잡아먹고 먹히는 최상위 포식자와 대상 사이에 공격성과 공포가 보이지 않는 볼수록 오묘한 느낌이 드는 그림이었다.

그들은 마주쳤고, 잠든 집시 여인을 보다가 그저 지나쳐 갈 것만 같았다. 여인은 얼마나 멀고도 험한 길을 걸어온 것일까. 옆에 놓인 만돌린과 호리병마저도 깊은 잠에 빠져든 것 같다. 사막을 건너는 동안 그녀를 지켜주었을 것으로 보이는 지팡이가 손에서 스르르 빠져나가는 줄도 모르는 채 잠이 들었다. 불안과 평온함이 동시에 느껴지는 작품이었다.

그동안 보아온 그림들과는 다른 어떤 끌림에 작가 정보를 찾아보았다. 앙리 루소는 다른 화가들에 비해 늦은 나이에 독학으로 전업 화가의 길을 걷기 시작했다고 한다. 그는 프랑스 북서부 도시 라발(Laval)이라는 곳에서 출생해 고향에서 고등학교를 졸업한다. 노동자였던 부친이 일찍 타계하자 집안의 가장이 될 수밖에 없었던 환경은 그의 성장 배경을 짐작하게 해주는 대목이다.

소박하며 원시석인 기질과 직관주의적 소유자로 알려진 그는 '자연'을 스승 삼아 그림을 그린 작가이다. 그가 남긴 그림은 약 200점이었으나 완성 후에도 여러 차례 수정해 명기된 시기가 정확하지 않은 작품이 제법 많은 편이라고 한다. 당시 대중은 그를 우스꽝스러운 기인쯤으로 여겨 무시했다고 한다. 하지만 루소 자신은 무조건 그림이 좋아 그리기 시작한 자신만을 믿고 화가의 길을 걸어가기에 이르렀다고 한다.

그리고 21세기를 살고 있는 나는 앙리 루소의 〈잠자는 집시〉가 그려진 '비건 타이거' 브랜드의 티셔츠를 소장 중이다. 비건 타이거는 국내 패션 디자이너 양윤아 씨가 2015년 11월에 론칭한 비건 패션 브랜드로, 비건 패션이란 가죽, 모피, 울 등 동물성 소재를 사용하지 않고 만든 옷을 뜻한다. 양윤아 씨는 비건 레스토랑 달냥의 운영자인 켈리, 소이와 함께 비건 불모지인 국내에서 비건 페스티벌을 처음 개최한 장본인이기도 하다. 2016년 불광역 서울혁신파크에서의 첫 출발 이후 2024년까지 총 12회째 이어오는 비건과 플라스틱 프리를 지향하는 지속 가능한 축제의 장이다.

해외에선 이미 스텔라 매카트니가 동물 가죽 등의 잔혹한 착취

과정을 거부하는 비건 패션 산업을 명품 패션으로 꽃피워 가치소비와 패션계의 명성을 얻고 있다. 하지만 상대적으로 다양성의 존중이 취약할 수밖에 없는 소규모 국내 패션의 장에서 '비건 타이거'의 시작과 노고는 소중하기만 하다. 2021년 가을, 겨울철 신제품 중 앙리 루소의 '잠자는 집시 여인' 티셔츠가 나오다니! 서랍에 티셔츠가 쌓여있다 해도 이 티셔츠를 주문하지 않을 도리가 없었다.

드디어 기다리던 앙리 루소의 집시 여인 티셔츠가 오늘 도착했다. 나는 필시 이 개성 강한 티셔츠를 팔다리가 기늘고 긴 저 멋신 모델들처럼 소화하기는 어려울 것이다. 셔츠 안에 이너로, 혹은 간혹 잡히는 요가 워크숍의 의상으로, 혹은 재킷 안에 입을 생각이다. 제로 웨이스트를 지향하고 있지만 지켜내기가 여간 어려운 게 아니다. 하지만 국내 최초 비건 패션의 선두 주자 '비건 타이거' 제품이니까 신제품 티셔츠 구매는 잘한 일이라고 주장해 본다.

# '물고기' 말고 '물살이'

길을 걷다가 식당 앞 수족관이 보이면 피하고 싶다. 푸르스름한 좁은 수조 안에서 흐느적거리는 그것들은 죽을 것을 알고 살기를 포기하기라도 한 것일까. 헤엄치고 있다고 보기에는 사뭇 다른 느낌의 몸짓으로 항상 거기 있었다. 되도록 보고 싶지 않아서 멀더라도 피해 갈 수밖에 없는 그곳이었다.

손님에게 주문받았는지 가차 없는 손길에 들린 어망 국자가 좁은 물속을 헤집는다. 절망 속에 잠겨 있던 생명의 본능이 깨어났는지 절박한 몸부림이 멀리까지 전해져 온다. 곧 해체될 생명체의 절망은 물 밖으로 건져 올려지며 '꿈틀' 몸으로 한 번 비명을 내지를 뿐, 목소리가 없다. 이런 일은 흔한 일, 물살이 식당 앞에는 어김없이 대형 물탱크차가 주차해 있다.

한때 넓고 푸른 물속을 유영하던 살아 빛나던 생명들이었을 것이다. 하지만 지금 저들은 싱싱한 식재료로서의 가치를 증명해 내야 할 의무라도 있는 듯 물의 감옥 속에서 갇혀 있을 뿐이다. 눈을 뜬 채로 토막이 쳐지는 느낌은 어떤 것일까. 마침내 칼잡이 장인의 날랜 손놀림 속에서 얇게 살이 떠져 한 접시의 회가 되거나 초밥에 덮이는 한 조각의 살점이 된다. 나도 한때 저 과정들에 무관심한 채 저들의 살을 와사비간장에 찍어 먹거나 식촛물로 뭉친 밥 위에 얹어 먹는 맛을 즐겼었다.

지금은 생존을 위해 사냥과 낚시가 필요한 시대는 아니지만 취미 오락으로 낚시와 사냥이 필요한 사람도 있을 것이다. 세상엔 다양한 생김새만큼이나 다양한 생각을 하는 사람들이 모여 사는 곳이니까. 나는 누구보다도 다양성의 가치를 존중하니까. 하지만 살아있는 방어와 참돔을 집회의 도구로 이용하기 위해 콘크리트 바닥에 내동댕이치는 살생의 퍼포먼스라니, 섬뜩해지는 일이 아닐 수 없다.

방금 물고기 하나가 건져 올려지고 난 후 다시 평온해진 수족관 어항 앞이다. 한 아이가 엄마의 손을 잡아 이끌어 거기 서서 이것저것 물어보고 있는 것 같다. 저 아이의 엄마는 지금 무어라 저리 열심히 설명하는 중일까? 아이는 지금 엄마가 해주는 말과 눈앞에 보이는 죽어가는 생명 사이에서 과연 어떤 생각을 할 수 있을 것인가?

세상에 죽고 싶어 태어난 생명은 없을 것이다. 마찬가지로 고기가 되고 싶어 이 세상에 태어난 생명도 없을 것이다. 자유롭게 유영하던 생명에 인간이 먹기 위한 '고기'라 이름 붙이고, 물에서 사니 '물고기'라 편히 부르는 것, 어쩐지 블랙 코미디처럼 느껴진다.

# 내일 지구의 종말이 온다면
# 사과나무를 심을 수 있을까?

'지구와 인류의 미래가 지속 가능하지 못할 것이다'라는 기후학자들의 예측이 빗나가기를 바라지만 그렇지 않을지도 모른다는 슬픈 예감이 들기도 한다. 나는 그 까닭을 오늘 아침의 내 일상을 떠올려 보다 알아차렸다. 공장식 축산과 동물 착취를 통해서 생산되는 것들을 거부하는 '비건 생활방식'(Vegan Life Style)을 선택한 것 외에 내가 사는 지구에 닥친 위기 극복을 위해 무얼 하고 있는가? 자신 있는 대답이 나오질 않는다. 썩 잘하고 있지 못하기 때문일 것이다.

플라스틱을 멀리하려는 노력의 하나로 유리병에 든 올리브유를 고르는 것 하나만큼은 가상하지만 말이다. 통에 달라붙어 떨어지지 않는 종이 라벨을 떼다가 지쳐 슬며시 그냥 내다 버리기도 한다. 과일을 좋아해서 과일과 한 몸처럼 살아가는 처지라 자주 주문하는 사과 상자의 스티로폼은 또 어떻고. 인간은 마치 소비를 위해 태어난 존재들처럼 단 한 순간도 지구를 소비하지 않고는 살아갈 수 없는 존재들이다. 지구의 입장에서 보면 불친절하기 짝이 없는 지구인들이건만 지구 위의 자연은 언제나 고맙고도 아름답다. '개발'이라는 이름아래 서슴지 않고 숲을 파괴해도 살아남은 숲의 나무들은 언제나 그 자리에서 지구인들에게 위로와 기운을 전해준다.

주위를 둘러보면 온통 썩지 않는 것들에 둘러싸여 있다. 세계기상기구에 따르면 지난 15년간 남극기온이 약 0.3도 상승했다고 한다. 기온 변화로 남극 빙하의 빙벽이 빠른 속도로 녹아 무너져 내리고 있다. 자연 생태계에도 큰 영향을 끼치는 것은 당연한 일. 본능적으로 이상 기후를 알아차린 새떼와 어류들이 특정 장소로 모여들어 죽었다는 뉴스를 접하는 일도 드물지가 않다. 심각한 것은 점점 기온상승 속도도 빨라지고 있다는 것이다. 지구 종말을 모티브로 한 영화나 주장들이 그리 낯설지만도 않은 현실이다.

소와 돼지를 비롯한 가축이 먹이를 먹으면서 배출하는 방귀와 트림의 메탄가스는 전 세계 자동차, 트럭, 기차, 비행기보다도 많다. 소와 돼지를 먹는 사람들이 많을수록 소와 돼지는 공장의 제품처럼 그만큼 더 많이 생산되어야만 한다. 1만 년 전에는 야생 동물들이 생물의 99%를 차지하고 인류는 단 1%에 불과했었다. 하지만 지금은 생물의 98%가 인류와 인류가 키운 가축들이다. 인간은 편리라는 이름을 빌려 야생을 밀어내어 왔다.

  소를 사육하기에 부족한 땅을 보충하기 위해 중남미 대륙의 3분의 2가 훼손되었다 한다. '지구의 허파'라 불리는 아마존 열대우림의 파괴도 91%가 축산업 때문이라고 하니 눈부신 '천혜의 자연을 보유한 브라질의 영광은 사라지고 말 것인지 답답한 마음이다. 최근 들어 지구인들의 각성을 기대하며 자주 보여주는 영상이 있다. 75%의 빙하가 녹아 떠다니는 얼음조각 위에 굶어 뼈만 남은 북극곰이 울부짖는 모습이 바로 그것이다. 하지만 그런데도 여전히 나와 우리는 이 지구에 대해 낙관적이다. 아름다움으로 가득 찬 나의 세상만큼은 훼손되지 않을 거라 믿고 싶어 한다.

  아름다움이 보고 싶어서, 한때는 나도 더 가까이에서 오로라를 볼 수 있는 극지로 여행을 꿈꾼 적도 있다. 차디찬 북반구의 하늘에 마술처럼 번져가는 빛의 세계를 경험한다는 건 생각만 해도 가슴이 뛰었다. 아직도 완전히 그 꿈을 버리진 못했지만, 신음하는 지구의 소리를 들어 변화하지 않는다면 그 또한 인간의 욕심이란 생각이 든다.

그런데 이 와중에 문득 떠오르는 격언이 있다. '내일 지구의 종말이 와도 나는 사과나무를 심겠다'라는 문장이 그것이다. 정말로 별수 없이 정해진 지구종말의 날이 다가온다면 지구인들은 결코 사과나무를 심지 못할 것 같다. 그 내신 이렇게 해서든지 생명을 연장해 보려고 몸부림치지 않을까? 유통기한이 긴 곡식과 물과 마른 과일을 사느라 식량을 건 사투가 벌어질지도 모를 일이다. 일찌감치 땅굴을 파고 들어간 재벌들이 있을지도 모를 일이다.

그러나 정말이지 이토록 이기적인 데다 어리석기까지 한 지구인들을 봐주다, 봐주다 못 견뎌서 지구가 자폭하게 된다면 어떻게 될까? 살아남으려고 애쓴 본능과 노력이 다 무슨 소용이란 말인가. 차라리 이제부터라도 유리병의 종이 라벨을 확실히 떼어서 버리고, 플라스틱통에 남아있던 내용물을 더 깨끗이 비워 버리는 편이 낫지 않을까 싶다. 기왕에 시작한 제로 웨이스트 지향의 노력을 좀 더 적극적으로 하는 것도 좋겠다.

그러니까 내 말은 다가오는 지구의 종말 앞에서 '사과나무 한 그루'를 심고 말겠다는 식으로는 기후 위기를 해결할 수가 없으리라는 것이다.

불가능한 꿈이라고 할지라도, 지구 위의 생명체가 평화롭게 공존하는 세상을 꿈꾼다.

## 실험실로 출근하는 토끼

　미용실 거울 앞에서 파마 롤을 장착하고 앉아 있는 내 모습이 기괴하다. SF영화의 한 장면 같은가 하면 고문당하는 사람처럼 보이기도 한다. 예뻐지려고 가는 미용실임에도 머리하러 가는 일은 쉽지 않다. 머리칼을 가닥가닥 나눠서 만 후 약을 바르고 들어 올려진 자세로 기다리고 샴푸하고 또 기다리는 과정을 거쳐야 하는 과정을 반복해야 한다. 다행인 건 긴 머리를 고수하기에 거의 1년에 한 번만 가서 이 과정을 참으면 된다는 점이다. 그러나 언제나 미루고 미루다 가다 보니 제아무리 전문가의 손길이라도 최소 2시간 이상은 걸려야 끝, 아니 완성이 된다. 내게 미용실에서의 시간은 유독 느리게 흘러가는 편이기에 비치된 월간 잡지를 원 없이 보는 날이기도 하다. 그날도 앞에 신간 잡지들을 보던 중이었다.

　'랠프는 오늘도 실험실로 출근한다'라는 시선을 끄는 제목의 기사 앞에서 순간 움찔해진다. 사진 속 토끼의 눈가가 무엇에 덴 듯 붉은 멍과 함께 부풀어 올랐고 '실험실'이라는 문구는 수상쩍기 그지없었다. 분명 마음을 불편하게 할 기사일 텐데 덮어버릴까, 싶다가도 결국 펼쳐 읽게 된다. 동물실험을 하는 화장품은 물론, 영양제도 비건 인증을 찾는 '비건 생활자'이기에 이런 문장과 사진 앞에서 예민해지는 건 당연한 일이었다. 게다가 그날은 '세계 실험동물의 날'(World Day for Laboratory Animals)이 지난 지 며칠 안 되는 날이기도 했다. 기사 제목은 실험실에서 테스터로 일하는 토끼 '랠프'의 삶을 다룬 단편 영화 '랠프를 구해줘' 속에서 따온 것이란 것도 알 수 있었다. 이 영화는 인터넷의 오스카상이라 불리는 '웨비 어워드(The Webby Awards)' 후보에 올랐으며, 이번 '실험동물의 날'을 기념해 한국판이 개봉된 것이었다.

동물보호운동 시민단체인 비시모(비건 시민들의 모임)의 보도 자료에 보면 인간과 동물이 공유하는 질병은 1.16%에 불과하기에 실제로 동물실험은 불필요하다고 한다. 실제로 미국에서는 동물실험을 통과한 신약의 부작용으로 매년 약 10만 명 이상의 환자가 사망하고 있다고 한다. 이런 합리적 이유로 해외에서는 점차 동물실험을 없애가는 추세라고 한다. 그런데 우리나라에서는 2020년에 역대 최고로 많은 414만 마리의 동물들이 고통스러운 동물실험으로 죽어 나갔다고 한다. 게다가 1/3(약 175만 마리) 이상이 '고통 E등급' 동물실험 속에서 죽어갔다고 하니 이 명분 없는 죽음의 실험실을 계속 유지하려는 까닭은 어디에 있는 것일까? 비인도적이며 효용성이 떨어지는 동물실험을 줄이는 국제적 추세임에도 국내에선 최근 8년간 연평균 14.6% 증가하는 수치를 보여주고 있다고 한다.

'동물실험'은 동물이 느끼는 고통의 정도에 따라 가장 낮은 A등급부터 가장 심한 E등급까지 5단계로 나누어진다. 국내에서 가장 많이 자행되는 고통 E등급 동물실험은 극심한 고통을 가하고도 관찰하기 위해 마취제, 진통제 등을 투입하지 않는 실험이다. '고통 E등급'의 동물실험은 살아있는 동물의 다리를 절단하거나 배를 가르거나 피부를 찢거나, 독성 약물 등을 주입하는 등 동물들에게 심각한 고통과 통증을 유발한다. 그럼에도 '연구의 순수성 확보'라는 미명 아래 대체를 위한 그 어떤 노력도 기울이지 않는 국내 실정이라고 한다. 1년에 한 번 미용실에 파마하러 오는 것도 피곤해하는 인간종인 나는 랠프에게 전할 그 어떤 위로의 말도 찾지 못하겠다. 반려동물과 가족이 되어 살며 그들이 주는 무한한 사랑과 영혼의 순수함을 알고 있는 나로서는 그들이 겪을 고통이 더욱 생생하게 느껴져 오는 것만 같다. 불편하고도 마음 아픈 현실이 아닐 수 없다. 동물실험이 없어지는 그날을 꿈꾸며 실험동물로 살다가 간 생명들의 명복을 빈다.

# 축제 전 '임무 해제' 되는 생명들을 추모하며

 최근에 읽은 책 『기억 전달자』 속 '임무 해제'란 단어가 며칠째 머릿속을 맴돌고 있다. 읽고 나서야 이 책이 현대사회의 모순을 SF적인 스토리텔링 속에 녹여낸 수작이라는 걸 알게 되었다. 사전 정보도 없이 첫 장을 펼친 후 단숨에 읽게 되었다. 책 속에서 보여주는 '임무 해제' 행위는 너무 충격적이었다.

 내용을 보면, 지구온난화 이후 전쟁과 기아로 멸망했던 인류 중 살아남은 인간들은 종족 보존을 목적으로 통제와 중앙집권 체제의 시대를 맞이해 살아가게 된다. 언어, 이동 수단, 직업, 가족 구성원, 수명 그리고 기억조차 한 치의 오차도 없이 지배계급에 의해 조정되는 사회가 등장하게 된다는 것이다. 철저히 계획된 이 사회 속에서 보탬이 되지 못하는 인간군들은 일정한 시기가 오면 '임무 해제'라는 이름으로 도태당하게 된다. 책 속에 등장하는 이 사회를 구성하는 인간 군상들에게는 고유한 생명체로서의 존엄성과 가치가 아닌, 오직 실리 추구의 가치가 당연시되는 사회구조다.

책에는 두 종류의 '임무 해제'의 장면이 나온다. 첫 번째는 주인공 소년의 아버지인 보육교사가 벌이는 짓이다. 계획된 통제 아래 신생아들이 태어나면 감별의식을 통해 우수한 유전자는 살리고, 그렇지 못할 경우는 죽음의 주사를 놓는다. 명백한 영아 살인의 현장이다.

두 번째로 효용성이 떨어져 '임무 해제' 당하는 대상은 노인들이다. 젊어서 국가와 사회를 위해 열심히 살았다 해도, 늙고 병든 육체는 사회에 도움이 되지 못한다는 효용성의 기준 때문일 것이다. 임무 해제 전 사회는 노인들을 위해 마지막으로 성대한 잔치를 열어준다. 잔치가 끝나면 임무가 남아있는 사람들은 알지 못하는 미지의 어떤 곳을 향한 문 밖으로 조용히 사라져가게 한다. '문' 하나를 사이에 둔 채 존재하는 '삶과 죽음' 사이에 철학적 의미를 끼워 넣어 보려 해도, 현대사회에서 일어날 법한 리얼리즘이 느껴져 섬뜩해진다.

그런데 나는 이 책을 읽던 중, 살아있음의 존재가치를 '고기'로 환산해 보여줘야 하는 사육되는 동물들의 삶이 떠올랐다. 살게 두는 것의 효용성이 떨어져 '임무 해제' 되는 인간의 경우와, 고기가 되기 전까지 가두어 잘 먹이고 살을 찌워 도살장으로 보내지는 동물들의 공포가 떠올랐다. 이 두 살아있는 존재들의 '생명의 무게'가 다르지 않다고 생각하는 게 시나친 비약으로 비칠 수도 있겠지만, 그렇게 느껴졌다.

9월도 중순, 이제 곧 우리나라 고유의 명절인 추석이 다가온다. 추석은 1년 중 가장 큰 보름달을 맞이하는 인간의 명절이자 축제의 날이다. 더불어 '정육 선물 세트'가 되기 위한 수많은 소와 돼지들이 죽어가는 때이기도 하다. 인간의 축제일이 가까울수록 농장 동물들의 살을 찌우기 위한, 이를테면 소설 속 마지막 잔치 같은 사육이 일어날 수도 있을 것 같다는 생각이 든다. 그러다 어김없이 '임무 해제'의 그날이 오면 피하고 싶어도 피할 길 없는 고통과 공포의 감정 속에서 짧은 생, 무자비함 속에서 마치게 될 것이다. 추석을 앞두고 나는 왜 하필 이 책을 읽다가 '도살장으로 향하는 동물들' 생각이 난 걸까. 이렇게라도 추도의 마음을 담아 보고 싶었던 걸까? 그래야 다소 마음이 편해지기 때문인 걸까? 쉬운 말 한마디 언급하는 것으로 '불편한 마음'이 있다고 말할 수는 있는 것일지 잘 모르겠다.

이 책만큼이나 불확실하고도 비판적인 미래의 세계관을 표현한 작품들은 그 이름들이 떠오르지 않을 뿐이지 여럿 보아온 것 같다. 생각의 총량은 많지만, 그에 비해 움직임이 적은 나 같은 인간은 이 사회 속에서의 '존재가치'가 어느 정도일까. 그 답이 어떻든 간에 나는 절대 '임무 해제'가 되고 싶지 않을 뿐 아니라, 생각만으로도 무섭다.

　이 책이 다소 SF적인 면이 있지만, 영 비현실적이지만도 않게 느껴지는 이유를 생각해 본다. 1년 전에 비해서도 놀라울 만큼 세상이 바뀌었다. 챗 GPT의 인공지능이 실제 학습에 활용되는 것도 꽤 자연스러워졌다. 이런 와중에 우리가 마주치게 될 미래 환경은 어떤 모습으로 다가오는 중일까. 인간이란 이유만으로 '임무 해제' 일을 정해 날마다, 수많은 동물들을 사라지게 하는 일은 과연 불가피한 일일까? 문득 떠오르는 생각 하나는 '지금 우리가 살아가는 방식이 바뀌지 않는다면,『기억 전달자』속 같은 세상이 오지 말라는 법도 없을 것이라는 두렵고도 비관적인 짐작을 해 보게 된다.

# 이 겨울, '새벽이'가 왔다.

성에가 하얗게 낀 유리창에 호호 입김을 불 때, 차가운 유리에 온기가 스미어 번져가는 그 느낌을 좋아했다. 밀린 방학 숙제에 위축되지 않는 기질의 아이는 대청마루에 딸린 미닫이 유리창에 입김을 불며 혼자서도 잘 놀았다. 오래전 겨울 유리창의 기억이 아직 남아있는 건 그 순간의 느낌이 시詩적이라서일까. 어쩐 일로 내 어릴 적 장래 희망이 '시인'이었기에 '시적인 순간'에 이끌리는 건 자연스러웠다는 생각이 든다. 이렇듯 지나간 내 겨울 속에는 낭만적인 한 때를 떠올리기에 충분한 구석이 있었다.

하지만 이제 더는 겨울의 낭만을 떠올려 보는 일이 어렵기만 하다. 겨울이면 일어나는 참혹한 일 때문이다. 보고 싶지 않은데 자꾸 뉴스에 나오고 보이는 그 현장 말이다. 언제부턴가 이 나라는 겨울이 오면 '돼지열병'과 '구제역'에 걸린 돼지들을 한꺼번에 몰아서 죽이는 것으로 문제를 해결하는 방식을 보여주고 있다. 아무리 단단히 얼어붙은 땅이라도 인간이 발명해 낸 굴착기만 있으면 해결이 된다. 한 번에 많이 묻으려고 구덩이도 깊숙이 판다. 그러고는 묻힐 구덩이 앞에 바로 줄을 세우거나, 기계의 힘으로 밀어붙여 흙더미로 덮어 묻어버리는 식이다. 그 작업에 동원되어 참여해야만 했던 직원들의 트라우마가 상당히 오랫동안 이어져 온다는 사실은 공공연히 돌고 있는 뉴스 밖 뉴스이기도 하다.

그러던 중 '새벽이'라는 이름의 돼지를 알게 되었다. 고기라고 불리는 게 당연했던 돼지에게 붙여진 '새벽이'는 축산업 현장에서 공개 구조된 새끼 돼지다. '새벽이'는 지금껏 우리가 알고 있는 돼지와는 다른 모습을 보여주었다. 돌보는 이들이 SNS에 올려주는 사진 속에서 새벽이는 아침 햇살을 온몸으로 느끼는 생생한 표정으로 보호시설인 생추어리의 흙을 밟고 우뚝 서 있다. 조각조각 살이 갈려져 이메일 쓰레기 '스팸'이 아닌 '통조림 스팸' 혹은 베이컨이 될 수도 있었을 운명이었던 아기 돼지였다.

만약 새벽이가 암퇘지였다면 좁은 감금 틀에 갇힌 채 끝없는 강제적 임신을 통해 더는 낳을 수 없을 때까지 고기가 될 새끼들을 낳았어야 했을 것이다. 새벽이가 병든 수퇘지였다면 오염된 그곳에서 죽어나가 음식 쓰레기로 버려졌을 것이다. 인간이 먹기 좋게 털이 깎이고 마취도 없이 거세당하거나, 목숨이 완전히 끊어지지 않은 채 고리에 끼워져 거꾸로 매달리게 되었을 것이다. 서서히 피가 완전히 빠져나갈 때까지의 길고 긴 고통의 순간 속을 견디다 죽어야만 했을 것이다.

'새벽이'는 그 지옥에서 살아 나온 돼지다. 동물권 운동가들에 의해서 일어난 기적 같은 사건이었다. 신종 코로나바이러스와 변종바이러스인 오미크론의 출현으로 이 겨울은 특히 더 낭만적이지가 못하다. 그러자 떠오르는 어떤 예감 하나, 생존을 위해서가 아닌 인간의 욕망을 위한 공장식 대량 축산이 계속되는 한 신종 바이러스의 출현은 계속될 수도 있을 거라는 '슬픈 예감' 말이다.

여명이 퍼져가는 새벽의 대지 위에 행복한 표정의 돼지가 서 있다. 두근거리는 심장의 울림을 온전히 느끼고 있는 듯, 반달눈에 입꼬리도 살짝 올라가 있다. 그 생생한 표정에서 행복한 감정이 전해져 왔다. 또 한 편으로는, 지금, 이 순간에도 저렇듯 감정을 표현할 수 있는 존재들이 고통과 두려움 속에서 죽어가고 있다는 사실에 마음이 무거워진다. 무거워질 뿐이다.

분노와 슬픔의 감정이 올라오지만, 마음만 무거워질 뿐 참혹한 고통과 현실을 마주할 자신이 없다. 동물권 운동가들의 용기와 행동에 공감하면서도 함께 나서 적극적으로 움직이지 못한다. 비겁한 겁쟁이라 스스로 인정하면서도 참혹한 그 현실을 마주할 용기는 여전히 없다. 살고 싶어 몸부림치는 고통과 공포 속의 단말마는 떠올리는 것만으로도 힘들다. 어쩌겠나, 늘 한 걸음 물러나 조용히 응원하는 마음 가득한 사람도 이 세상에는 많을 테니까. 나는 그저 내 분수를 지키며 윤리적 비건을 선택해서 이 현실 속을 살아가는 수밖에는 아직은 별 도리가 없지 않겠는가. 당신과 내가 유리창에 호호 입김을 불며 겨울의 낭만에 대해서만 이야기 나눌 수 있는 시절이 오면 참 좋겠다.

# 이번 여름에 한 생각

여름을 좋아하면서도 그렇지 않다. 장미의 계절 6월이 생일인 내게 여름은 '생기'와 '생명'이 넘치는 계절. 복날이 아니었다면 싫어할 이유가 없었을 것이다. 긴 겨울을 지나 봄이 오면 대지는 새싹들로 꿈틀거리고 세상의 모든 초목에 생기가 돋기 시작한다. 마침내 여름이 오면 절정에 이른 봄의 생기는 무성함을 이루고 꽃을 피워낸다. 그 환한 생명력 속에 함께 있다는 것은 얼마나 가슴 뛰는 일인가. 쏟아져 나오는 여름의 과일들을 마음껏 먹을 수 있는 이 계절을 싫어하기란 결코 쉽지 않은 일이다. 여름 한낮의 파란 하늘과 구름에 기꺼이 정신이 팔린 채 오래 바라보는 일 또한 축복이라 아니할 수가 없다.

더불어 내게 여름은 몹시 무겁고도 답답한 감정으로 견뎌야만 하는 계절이기도 하다. '복날' 때문이다. 무더운 여름을 건강하게 보내기 위해 건강에 좋은 음식으로 몸을 돌보고 보충해 주는 날이라 알고 있는 그날 말이다. 살펴보면 사실 우리 조상들은 나물과 김치, 된장, 두부 등 균형 잡힌 자연식과 채식이 일반화되어 있었음을 알 수 있다. 하지만 자본주의의 효율성이 극대화된 가치가 된 현대사회에 들어 모든 게 바뀌었다. 특히 식생활의 경우, 세상의 보신은 '육식'으로 통해야만 한다는 듯 몰아치는 사회가 되었다. 'K-치킨'이라는 신조어까지 날 정도로 전 세계에서 닭 소비 1위로 부상한 대한민국의 현실이다.

엊그제 7월 15일은 복날 절기의 시작을 알리는 초복이었다. 나는 예정된 '동물해방물결'에서 주최하는 '복날 추모 행동'에 참여했다. 2017년 정식 출범한 〈동물해방물결〉은 '종 차별 철폐와 동물해방'을 목표로 '느끼는 모두에게 자유를'이라는 슬로건으로 꾸준히 활동하고 있는 단체다. 큰 액수는 아니지만 필자가 꾸준히 정기 후원하고 있는 단체이기도 하다. 작년 개 식용 종식이 정식으로 국회법에 통과되기까지 수많은 활동과 목소리를 내온 '동물해방물결'이다. 이번 동물해방물결의 슬로건은 '복날 1억 아기 새의 죽음'이었다. 여기서 '아기 새'란 삼계탕의 재료인 닭을 가리키는 말이다. 철저히 효율성을 따져 길러지는 이 병아리들은 생명이 아닌 물건으로 취급되며 길러진다. 자연 속에서 닭의 수명이

7~13년인데 비해 닭고기로서 사육되는 닭의 수명은 6개월이었던 것을 줄여 최근에는 1개월로 끝낸다고 한다. 과도한 성장촉진제 남용과 밀집 사육을 근거로 보는 시각은 타당하다고 본다. 도축장으로 이송되는 과정에서 다양한 고통과 학대를 경험하는 것도 일반적이라는 사실을 이번 집회에 참여하며 알게 된 사실이다. 이는 '동물해방물결'과 '동물을 위한 마지막 희망'(LCA)의 활동가들이 삼계탕에 이용되는 삼계(백세미)를 사육하는 국내 농장 3곳을 잠입 조사해 밝혀낸 사실이라 한다.

    우리가 모르는 사이에도 그늘에서 학대당하고 고통받는 동물들을 위해 애쓰는 활동가들은 늘 있었다. 윤리적 비건 15년 차로 살고 있는 나로서는 왠지 모를 마음의 빚 같은 게 늘 있어왔다. 물론 이 또한 인연을 따라 일어나는 일이지만 말이다. 그럼에도 동물활동가들이 겪는 감정적 무게감이 어떠할지는 생각만으로도 무거운 슬픔으로 다가오곤 한다. 이번에는 무어라도 해야겠다 싶어 용기를 내어 '자유발언' 신청했다. 당일 사정으로 불참하게 된 발언자가 생겨나는 하필 치킨 거리의 행진 중 광장에서 첫 번째 순서로 자유발언을 하게 되었다.

    당일, 초복을 맞이해 삼계탕을 비롯한 복날 보양식들을 먹거나 먹기 위해 많은 시민이 오가는 거리였다. 그 거리 양옆에는 대규모 프랜차이즈 치킨 건물이 당당히 서 있었다. 복달임하고 나선 직장인들이 오고 가는 살벌한 거리에 마이크를 들고 서고 보니 나름 비장한 기분이 들었다. 기억에 남는 건, 행인 몇이 길을 멈추어 선 채 발언하고 있는 나를 정면에서 바라봤다는 것이다. (어쩌면 노려본 것일 수도 있음) 나는 최대한 감정을 자제하고 진심을 담아 무사히 발언을 마쳤다.


복날, 1억 아기 새의 죽음을 추모하며

여러분 안녕하십니까. 저는 15년 차 윤리적 비건이며 시인이자 요가인인 김윤선입니다.
오늘 이 자리에 제가 나온 이유는 초복인 지금, 이 순간에도 생명 없는 물건처럼, 취급당하며 고통 속에 죽어가는 수많은 생명을 추모하기 위해서입니다. 저는 동물을 사랑해서 동물을 먹지 않고 착취한 것들을 쓰지 않는 비건이지만, 그렇다 해서 동물을 사랑하지만, 동물인 고기를 먹는 누군가를 비난할 생각도 자격도 없다고 생각합니다. 그것은 자유의지이며, 저 또한 비건이 되기 이전 복날의 풍속을 따라 삼계탕을 먹었고 먹어야 하는 줄 알던 때가 있었기 때문입니다.

그런데 최근에 들은 우리나라의 닭 소비가 전 세계 1위라는 사실은 놀라운 사실이 아닐 수 없습니다. 예전 우리 조상들은 나물과 맑은 탕 등 채식 위주의 식생활을 하다가, 1년에 한 번 복날에 고기를 섭취하는 정도의 풍속을 지켜왔다는 것을 배워서 알고 있습니다. 그런데 현대화와 철저한 자본주의 논리가 만나는 지점 속에서 현재의 육류 산업은 어떻습니까? K치킨으로 마케팅되는 치킨산업을 넘어, 먹을거리가 넘쳐나는 현재에 이르러서까지 과도한 공급이 필요하게 되었던 것입니다. 이것을 위해 당장 복날을 앞둔 전국의 닭장에선 아비규환이 벌어졌고, 현재도 벌어지고 있을 것입니다. 이른 아침 고속도로를 지나다 도살장으로 실려 가는 닭장차를 마주친 적이 있을 것입니다. 불결하고 악취 나는 A4용지만 한 케이지 안에서 6개월 동안 길러진 닭, 아니 그들은 사실 병아리입니다.

10년 이상 살아야 할 자연 수명에 비해 채 6개월 동안(6개월이 아닌 1개월로 줄여 키워진다는 걸 이번 집회에서 알게 되었다) 오직 닭고기로 길러지기 위해 좁은 케이지에 갇혀 성장 촉진제가 투여된 사료를 먹여 키운 그 아기 새들이 인간의 몸보신을 위해 공급되는 그 뽀얀 닭들입니다. 세상 모든 만물의 이치에 음과 양이 있다고 하지만, 육식 산업, 아니 치킨산업에는 그보다 훨씬 큰 음과 양이 존재합니다. 멋진 유명 인물들을 등장시킨 치킨 광고는 조명받는 치킨산업 그 자체입니다.

부화하자마자 암수가 갈려 수평아리는 바로 기계 속으로 던져져 죽이고, 암평아리만 선별해 1개월 만에 닭고기로 길러내는 그 어둡고 불결하고 무자비한 현실은 결코 드러내지 않습니다. 불결한 환경 속에서의 전염병을 막기 위한 과도한 항생제와 성장 촉진제 속에서 자란 병아리들이 결코 보신이 될 수는 없을 거라 생각합니다. 진실은 언젠가 드러나게 마련입니다. 이 '불편한 진실'이 언제까지나 가려질 수는 없을 것입니다. 이 자리를 빌려 그렇게 죽어 나간, 현재도 죽어 나가는 그 고통을 알고 느끼는 모든 동물을 추모합니다.

특히 복날에 가장 손쉽고도 당연한 먹을거리로 죽어 나가는 1개월짜리 아기 새들의 명복을 빕니다. 이 자리에 모여주신 여러분, 행인 여러분 들어주셔서 감사합니다.

## 마요네즈 한 병 때문에

비건 마요네즈가 흔치 않던 20년 전 샌프란시스코 공항 검색대에서 웃기고도 슬픈 해프닝을 겪은 일이 있다. 미국의 홀푸드마켓(Whole Foods Market)에서 발견한 식물성 마요네즈 한 병이 원인이었다. 홀푸드마켓은 집에서 멀지가 않은 데다가 다른 마켓보다 다양한 비건 제품과 요가 음반까지 갖춰놓은 내 취향에 맞는 곳이라서 자주 들르곤 했다. 제삼 세계 월드뮤직 음반 레이블로 유명한 푸토 마요 레이블(Putumayo Presents)도 홀푸드에서 알게 되었다. 오븐에 넣어 그냥 굽기만 하면 완성되는 반 인스턴트 식물성 피자와 식물성 마요네즈도 홀푸드에 가면 빼놓지 않고 사 오는 필수 목록 중 하나였다.

사과와 밤, 당근, 단감을 비롯한 과일과 채소를 깍둑썰어 크림색 마요네즈에 무치는 '사라다'라 불리는 그것. 어릴 때는 잘 먹지도 않던 그 '사라다'가 비건이 되고 난 후엔 그게 그렇게 생각이 나는 거였다. 그러다가 발견한 '비건 마요네즈'니 반가울 수밖에 없던 터였다. 그날은 선물로 비건 마요네즈를 몇 병, 어쩌면 두 병 정도를 사서 한국에 가던 길이었을 것이다.

그토록 좋아해서 한 병 한 병이 아쉬운 그 비건 마요네즈를 공항 검색대의 직원에게 선물하게 되었다. 아니 사실은 압수당해야만 했다. 소심해서 작은 튜브 치약 하나도 조심하는 나였다. 비행기 타는 일이 처음도 아닌데 어쩌다가 기내용 배낭에 그걸 넣을 생각을 한 것인지 모를 일이다. 짐작건대 그 당시만 해도 한국에는 아직 없던 그 소중한 것을 한국의 비건 친구에게 꼭 맛보게 해주고 싶은 마음이 너무 컸었나 보다. 흐려진 판단력의 근거를 그렇게밖에는 추측해 볼 수가 없었다.

몇 병의 마요네즈를 화물용 가방에 잘 넣고, 나머지 한 병을 더 가져가려고 했던 것인지 지금으로선 불분명한 기억 속이다. 다만 샌프란시스코 국제공항 검색대에 가방을 내려놓고 통과하려는 순간 경보음과 함께 내 발길은 제지되었다. 경보음이 울리는 순간에도 의아해하는 내 얼굴을 올려다보는 공항 검색대의 여성 직원의 얼굴에 살짝 미소가 흘렀다. 친절해 보이는 그 표정이 내게 마요네즈 한 병쯤 기내에 들고 들어가게 눈을 감아준다고 해도, 들고 들어갈 수 없는 엄연한 발각의 현장이었다.

나는 그 비건 마요네즈 한 병에 안타까운 마음을 담아 진지하게 그녀에게 말했다 "이건 일반 마요네즈가 아닌 비건 마요네즈이고 아주 특별하고 맛이 있으니 가능하다면 선물로 당신에게 주고 싶다고." 내 얼굴을 올려보며 슬며시 미소 짓는 그녀가 그걸 가져가 쓸 수 있는 것인지 폐기되는 것인지 이후의 처리 방식까진 물어보지 못했다. 다만 그 순간 그 비건 마요네즈 한 병이 그렇게 간절했었다. 그냥 버려진다면 너무 아깝고 속상한 일이었을 뿐이었다.

지금이야 얼마든지 일반 마트에서 비건 마요네즈 한 병을 살 수도 있고 간단히 집에서 뚝딱 만들어 먹을 수도 있다. 일부러 떠올리지 않으면 다 잊고 지내던 비건 마요네즈 한 병의 에피소드를 떠올리는 건 최근 만들어 먹는 두부를 주재료로 해 먹는 비건 마요네즈가 너무 맛있었기 때문이다. 오늘 아침으로도 브로콜리, 연근, 파프리카, 당근, 토마토 등의 채소들을 찐 후, 내가 만든 두부 마요네즈를 듬뿍 뿌려서 먹었다. 고소한데 담백하고 가벼워 채소들과의 맛 조화가 좋았다. 아침에 먹는 채소가 몸에 아무리 좋다고 해도 맛이 없으면 잘 먹게 되질 않는데 두부 마요네즈 드레싱과 함께라면 맛있게 먹게 된다.

그때 그렇게 간절했던 크림색 드레싱에 버무려 먹는 '사라다'

도 '두부 마요네즈'로 얼마든지 비건으로 만들어 먹을 수 있게 되었다. 20년 전 그때는 없고, 지금은 있는 비건 두부 마요네즈! 이 좋은 것을 나누고 싶은 마음이 커져서 20년 전의 샌프란시스코 공항 검색대 사건을 소환하게 되었나 보다.

# 레트로 33과 33데이

 오늘이 3월 3일, 3이라는 숫자가 연속으로 들어가는 느낌이 좋다. 며칠 전인데 아침 공기도 2월과는 사뭇 다르게 느껴져 성급한 내 마음속은 이미 봄이다. 내일 모레면 개구리가 잠에서 깨어 온다는 경칩이고, 다가올 3월 31일(음력 3월 3일)은 '삼월 삼짇날'이다. 강남 갔던 제비가 다시 돌아온다는 삼짇날에 우리 조상님들은 주로 화전(花煎)을 부쳐 드셨다 한다. 봄이 왔음을 만천하에 알리며 기념하는 의미로 진달래로 꽃전을 부쳐 먹다니! 선조들이 풍습을 대하는 낭만이 참으로 아름답게 다가온다.

 그런데 언제부턴가 대한민국의 봄은 화전(花煎)을 부쳐 먹는 낭만과 함께 오지 않게 되었다. 3월 3일이 다가오면 삼겹살을 먹어야 한다며 관심 없는 사람의 눈에 띌 만큼 홍보가 넘쳐난다. 3월 3일에 길을 나섰다 어디 골목에라도 잘못 들어서면 매캐한 연기와 함께 불판에 지글거리는 '삼겹살' 냄새를 견뎌야 했다. 이 삼겹살 홍보 정책의 시작은 2003년 돼지 구제역으로 어려워진 농가를 돕자는 취지에서부터였다고 한다.

하지만 한국에만 있는 비공식 기념일은 농가를 돕기 위한 정책이라는 것이 무색할 정도의 문제점들을 드러내기에 이르렀다. 삼겹살 마케팅의 성공으로 급물살을 탄 수요는 대량 '수입 삼겹살'의 공급으로 인해 국내 양돈 농가를 더 어렵게 하는 결과를 초래하게 되었다고 한다. 덕분에(?) 우리나라의 삼겹살 소비는 상상을 초월해 성인 평균 4일에 한 번 정도는 삼겹살 1인분을 먹는다는 통계가 있을 정도다. 특히 3월 3일에는 평소보다 세 배 이상 삼겹살 소비가 늘어난다고 하니 '삼겹살 데이'의 위력을 짐작할 수가 있다.


3월 3일에 '진달래 꽃전'의 낭만을 되찾기는 어렵더라도, 좋아하는 숫자 3이 두 번 들어가는 예쁜 비건 식당이 있어서 소개하고 싶어졌다. 용인에 있는 '비건 식당 레트로 33'이 바로 그곳이다. 식당 앞에는 수채화 클래스가 열리는 '33 아틀리에'가 있고 한가로운 길 사이를 '길냥 씨'와 '고영희 씨'가 어슬렁거리고 있다. 길냥 씨와 고영희 씨로 불리는 이 고양이 남매는 레트로 33의 사장님이 수년째 돌보고 있는 길냥이들이다. 여느 집 반려 고양이님들처럼 천진하고 편안한 모습이라서 길고양이지만 안도의 마음으로 보게 된다.

　일체의 동물성을 배제한 이 식당의 출발은 원래 비건 식당이 아니었다. 7년간 비건 옵션이 있는 일반 양식당으로서 운영해 오다가 완전 비건 식당으로 전환한 지도 꽤 시간이 흘렀다. 나는 이 모든 정보들을 SNS를 통해 알게 되었다. 어느 날 내 피드에 올라온 고양이를 돌보는 밝은 에너지의 미인 사장님의 모습에 캣맘인 내 마음이 이끌렸던 것 같다. 팔로우하며 친구가 된 후 고양이들의 소식과 비건 옵션이 있는 분위기 있어 보이는 그 식당을 언젠가 방문해야지 마음먹고 있던 차였다.

　그런데 그 무렵 갑자기 대대적으로 '비건 식당'으로의 전환한다는 공지가 올라왔다. 그 소식이 어찌나 반갑고도 고마웠는지, 동지가 생긴 느낌마저 들었다. 그리고 한편으로 궁금해졌다. 이토록 대폭적인 선언을 하기까지 무엇이 그 마음을 변화시켰을까? 그러고 보니 레트로33의 사장님은 아무리 바빠도 책을 손에서 놓지 않는 다독가라는 걸 피드로 보아 알고 있었다.

　어느 시점부턴가 그가 소개하며 올리는 책과 영상물들은 '공장식 축산'의 폐해를 파헤친 것들이 주를 이뤘던 것 같다. 대 전환의 이유를 내 맘대로 정리해 보았다. 그러니까 일반식당이었던 '레트로 33 레스토랑'은 어느 날 '불편한 진실'과 마주치게 되었고, 보고 알게 되었다. 알았으니 변했고, 변화를 실천하는 첫걸음으로 '비건 식당'으로의 새 출발을 선택했다는 것을 짐작할 수 있었다.

내가 이 식당에 가면 꼭 주문해서 먹는 1순위가 있다. 바로 '레인보우랩'인데 신선한 채소들과 바싹 구운 '템페'를 채워 특제 소스와 함께 말아먹는 '자연식물식'에 가까운 메뉴다. 반다나로 머리를 깔끔하게 올린 블랙 미니 드레스의 여성이 긴 팔뚝의 힘으로 꽉꽉 눌러 싼 레인보우랩의 맛을 나는 일찌감치 알아버렸다. 그간 행적으로 보아 그녀가 입은 블랙드레스는 분명 당근에서 샀을 것 같지만, 아닐 수도 있다.

이 아름다운 비건 식당의 사장님은 육식하는 몸에서 자연 식물식 다이어트로 건강하고 날씬한 몸으로의 변화를 이끌어낸 장본인이기도 하다. 보정 사진이 판치는 SNS 피드에서 자연 식물식 이전의 지금과 다른 자기 몸 상태를 공개한다는 것은 대단한 용기가 아닐 수 없다. 나는 이 발랄하고도 진취적인 여성의 용기에 종종 자극받기도 했다. 자주 못 가는 사이에, 함박 플레이트, 팔라펠 피타브레드, 통마늘 스파게티, 매콤 버섯덮밥, 깻잎 페스토 파스타 말고도 신메뉴가 더 늘어난 비건 식당 레트로 33이다.

'삼겹살 데이'의 3과, '비건 식당 레트로 33'의 3이 참 다른 느낌이다. 과도한 육류 섭취가 건강에 좋지 않다는 것쯤은 누구나 알고 있다. 대량 사육시설이 지구 온난화의 주범인 온실가스를 대량으로 배출해 내 생태계를 파괴하는 주요 원인이라는 것도 알 만한 상식이다. 너무 자주 들어서 식상할 지경일 테지만, 어쨌든 우리의 삶에 영향을 미치고, 미치게 될 '불편한 진실'이다. 이 와중에 '삼겹살 마케팅'이라니. 아무리 생각해도 이건 좀 아니지 않나.

어느 지역에건 '비건 식당'이 생긴다는 것은 육류 소비가 줄어든다는 의미이자, 건강하고도 긍정적인 움직임이라고 본다. 이 건강하고 자연스러운 의식의 흐름 속에서 재탄생한 '비건 식당 레트로 33'은 이미 경기 수도권 일대에서는 소문난 맛집으로 유명해져 있다. 비전과 선한 의도로 최선을 다하는 진취적인 사업가 미림 씨의 복고풍 33이 더욱 흥하기를 바라는 마음이다.

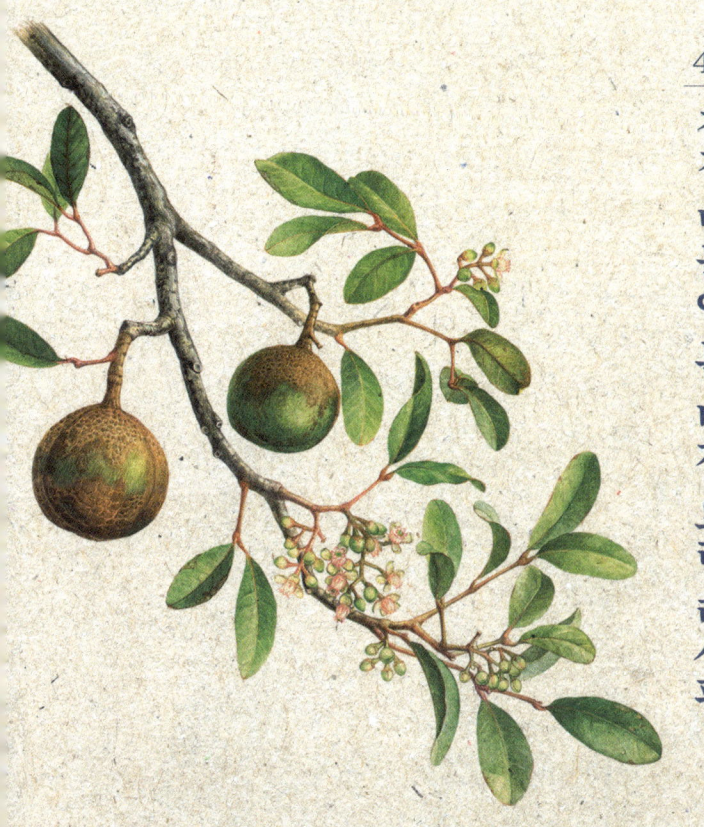

## 4부
## 직접 만들어 본 비건 요리 레시피

# 당근 하나로 김밥

한 가지 채소만 넣어서 말아 먹는, 맛과 영양과 다이어트에
도움이 되는 간편한 한 끼.

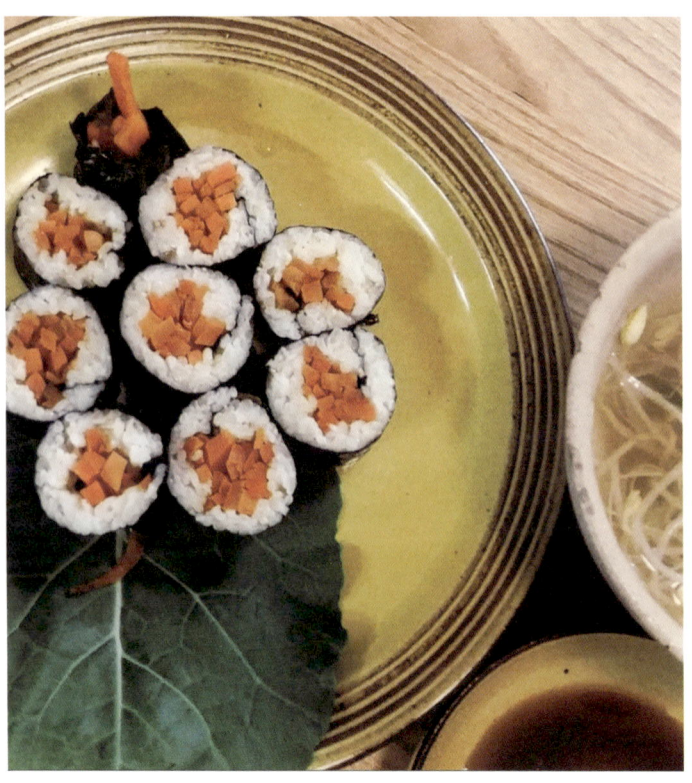

재료　　　김밥용 김, 현미밥, 식초, 설탕, 볶은 소금, 참기름, 깨소금, 당근, 진간장, 고추냉이, 케일이나 상추

만드는 법

1　먼저 따끈한 밥을 살살 펴서 볼에 담고, 식초, 유기농 설탕, 볶은 소금, 참기름, 통깨 조금씩 넣고 잘 섞어서 밥을 준비해 놓는다.

2　깨끗이 씻은 당근은 채를 쳐 기름을 조금 두른 팬에 볶아 놓는다. (채 썬 당근은 볶지 않고 그냥 김밥에 넣어도 좋다.)

3　김발에 김 한 장을 펴고 1의 밥을 살살 펴서 놓는다.

4　2의 당근을 밥 위에 듬뿍 얹어 김발을 이용해 풀어지지 않게 꼭꼭 쥐며 말아 김밥을 싸면 된다.

5　진간장에 설탕 약간, 식초 약간 넣고 고추냉이를 취향 따라 풀어 김밥 찍어 먹을 양념간장을 만든다.

7　초록 잎 한 장을 접시에 깔고 '당근 하나로 김밥'을 담아서 고추냉이 간장에 찍어 먹는다.

# 비건 샌드위치

샌드위치 사이에 얇게 썬 사과의 아삭함이 느껴지는
상큼한 한 끼.

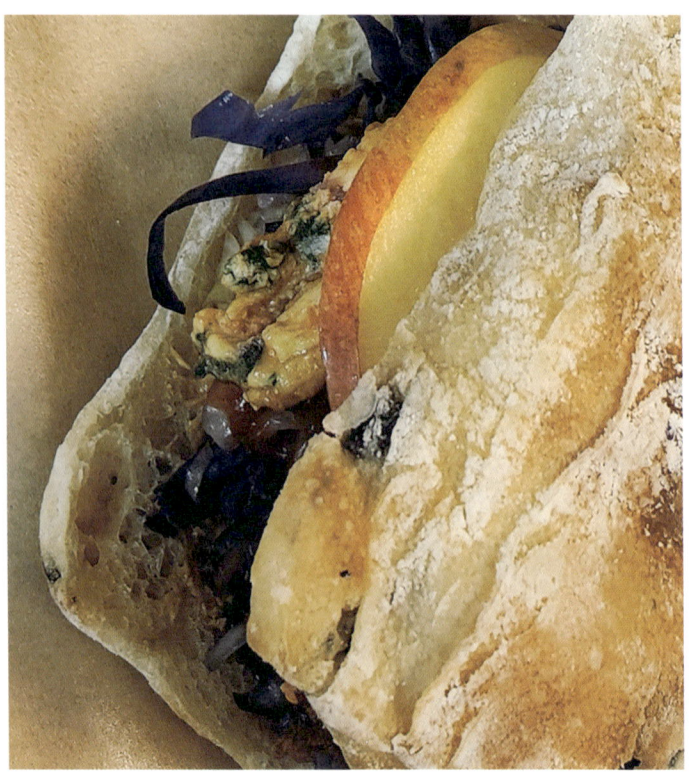

**재료**  치아바타 빵, 적양배추피클, 토마토, 땅콩버터, 딸기잼, 비건마요네즈, 저스트 에그 혹은 두부로 만든 스크램블드 에그 상추 혹은 양상추

**만드는 법**

1 치아바타 빵의 반을 가른 후 팬에 굽는다. (바쁠 땐 굽지 않아도 괜찮다).

2 구운 쪽에 땅콩버터를 바르고 취향껏 비건 마요네즈나 딸기잼을 바른 후 양배추 피클을 얹는다. 양배추채에 소금, 알룰로스, 레몬즙 혹은 식초를 넣어 1분간 섞으면 금방 먹을 수 있는 양배추 피클이 된다.

3 물기를 뺀 후 양면이 노릇해지도록 구운 두부를 얹는다. 혹은 두부를 으깨서 만든 두부 스크램블 에그를 얹는다.

4 얇게 슬라이스한 사과를 3번 위에 얹은 후 땅콩버터 바른 빵 한 쪽을 마저 얹어 지그시 누른다.

5 상추나 양상추가 있으면 빵 사이에 끼워서 먹는다.

6 치아바타 샌드위치는 모양이 잘 잡혀서 소풍 갈 때 통에 담아 가져가기 좋다.

# 파프리카 실파 강회

평범한 식탁을 아름답게 꾸며주는 초록과 빨강 채소들이
어울려 내는 하모니.

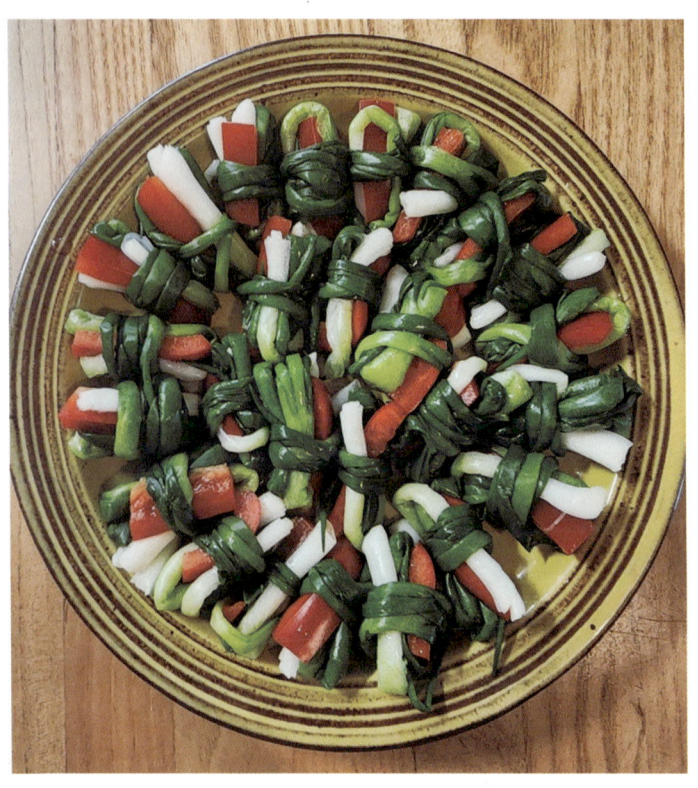

| 재료 | 연한 실파, 빨강과, 노랑 파프리카, 초고추장(고추장, 식초, 설탕, 물) |

만드는 법

1   끓는 물에 소금을 조금 치고 실파를 넣었다 빼는 느낌으로 살짝 데친다.

2   데쳐낸 파를 찬물에 슬쩍 헹군 후 물기를 꼭 짜 놓는다.

3   손질한 파프리카를 알맞은 크기로 잘라 놓는다.

4   물기 뺀 실파를 펼쳐서 빨강, 노랑 파프리카 하나씩 끼워서 돌돌 말아 놓는다.

5   가지런히 접시에 돌려 담는다.

6   달콤새콤하게 만든 초고추장에 찍어서 먹는다.

# 봄동 간장 비빔메밀

다이어트 효과가 있는 메밀국수에 불포화 지방산이 풍부한
들기름, 비타민과 섬유소가 풍부한 봄동 나물까지 맛있는 한 끼.

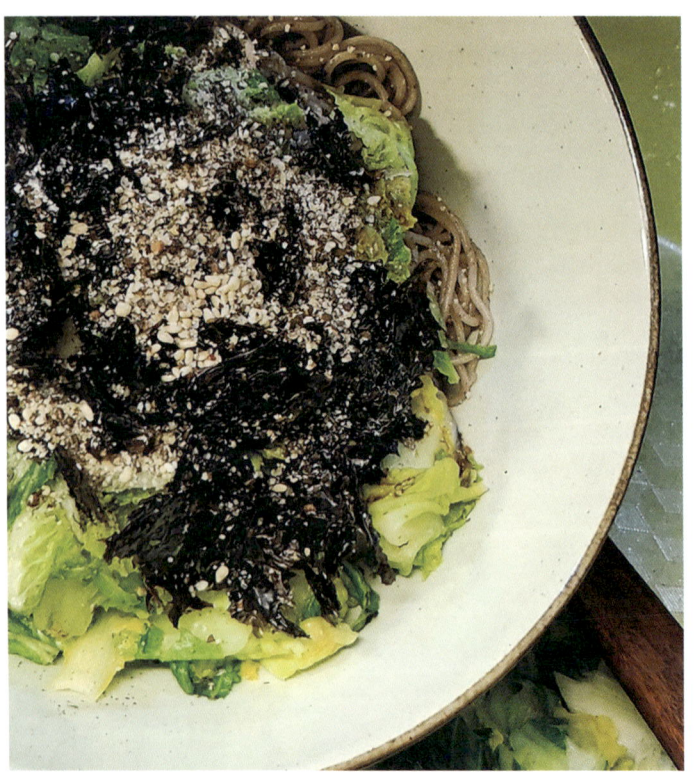

**재료**     우리밀 메밀면, 봄동, 양조간장, 들기름, 들깻가루, 김가루

**만드는 법**

1  끓는 물에 소금 약간 치며 면을 삶아 차가운 물에 헹구어 물기를 빼 놓는다.

2  손질한 봄동을 소금 친 끓는 물에 데쳐서 물기를 뺀 후 잘라서 양념해 살짝 볶아 놓는다.

3  간장 소스를 만든다. (간장 소스 레시피 : 양조간장과 물 적당히 섞어가며 맛본 후 매실과 식초 적당량과 연두나 채소가루 양념을 넣어 잘 섞어 놓는다.)

4  물기가 쏙 빠진 면을 면기에 담은 후, 면 위에 들기름 몇 방울 떨어뜨린 후 봄동 무침을 듬뿍 얹는다.

5  3의 간장 소스를 봄동 채소 위에 뿌리고 구운 김, 들깻가루, 통깨, 들기름 두 방울 뿌려준다.

6  쓱쓱 비벼서 맛있게 먹는다.

# 채소 듬뿍 물냉식 메밀

여름에도 겨울에도 시원하고 산뜻한 물냉면 느낌의
채소폭탄 메밀 물국수 한 끼.

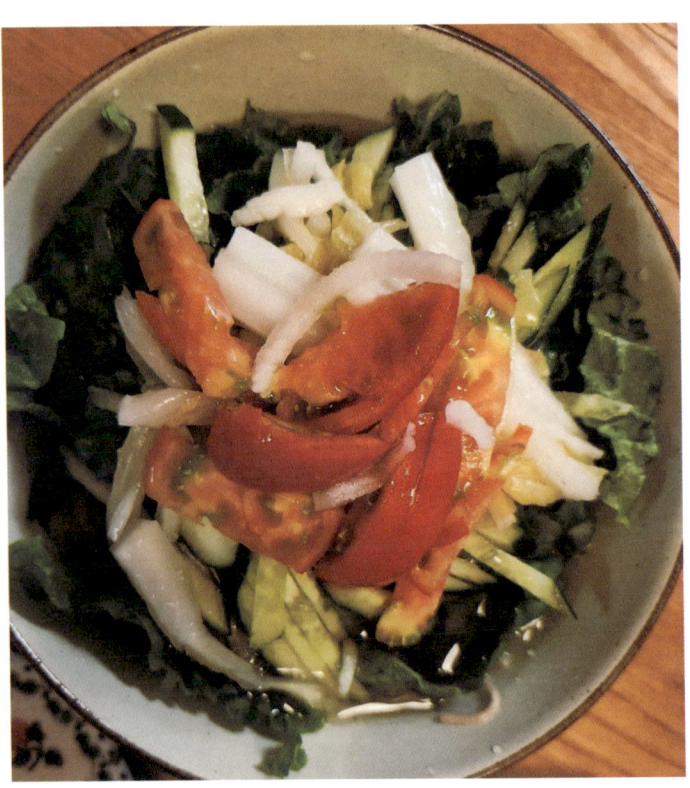

재료    우리밀 메밀면, 오이, 토마토, 상추를 비롯한 냉장고 속 채소들, 양조간장, 매실, 식초, 연두, 동치미 국물, 백김치, 동치미 무

## 만드는 법

1. 끓는 물에 소금 약간을 넣고 면을 삶아 흐르는 물에 헹구어 물기를 빼 놓는다.

2. 백김치, 혹은 동치미 국물에 물과 간장, 설탕, 식초 등을 넣어 맛을 보며 시원하고 맛있는 냉면 국물을 만든다.

3. 그릇에 물기 뺀 메밀면을 담고 냉장고 속 상추, 깻잎을 썰어 면 위에 올린다.

4. 백김치와 동치미 무, 오이, 토마토도 물기를 짜낸 후 송송 썰어 채소 위에 색 맞춰서 올린다.

5. 얼음 몇 개를 올린 후 만들어 둔 시원한 채수 냉면 국물을 붓는다. 취향에 따라 식초나 고추냉이를 곁들여서 먹는다.

# 인도식 난이 먹고 싶은 날, 카레와 통밀 토르티야

델리, 여행자의 거리에서 먹던 커리의 맛이 그리울 때.

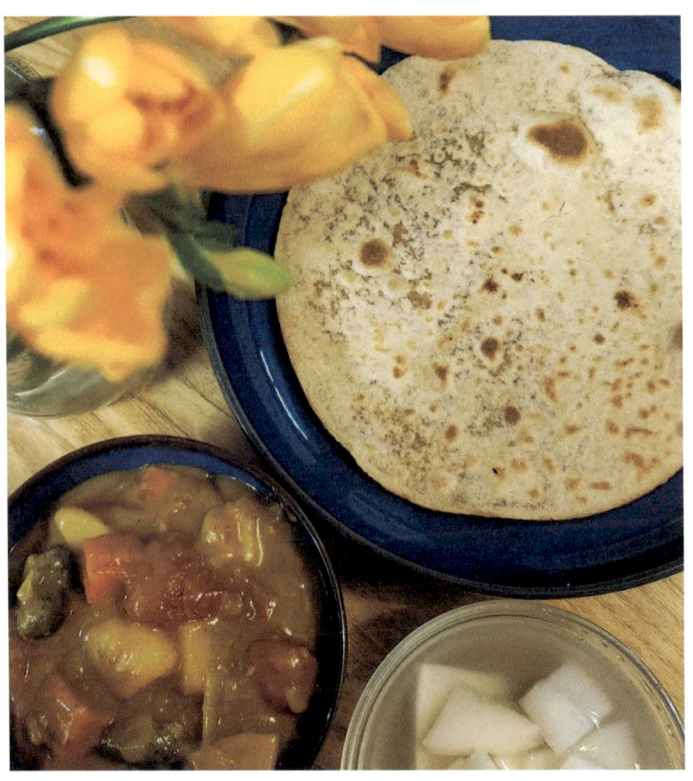

| 재료 | 비건 카레, 강황가루, 감자, 당근, 양파, 방울토마토, 두유, 설탕 조금, 식물성 오일 약간, 한살림 통밀 토르티야 |

**만드는 법**

1. 양파, 당근, 감자를 작게 썰어 양파가 투명해지도록 깊은 팬에 달달 볶는다.

2. 어느 정도 익었을 때 물을 붓고 뚜껑을 닫아 채소들이 어느 정도 익을 때까지 끓인다.

3. 뚜껑을 열고 불을 끄고 냉수에 잘 개어 놓은 카레 반죽을 야채가 들어있는 깊은 팬에 풀어 놓는다.

4. 팬 바닥에 눌어붙지 않도록 잘 저으며 카레를 끓인다.

5. 농도를 보며 두유를 조금 붓고 강황가루를 조금 넣는다.

6. 맛을 보며 유기농 설탕 약간, 올리브유 약간, 간장도 조금 추가할 수 있다.

7. 팬에 얇은 토르티야를 타지 않도록 바싹하게 굽는다.

8. 어울리는 그릇에 담아 토르티야를 손으로 찢어 카레를 찍어 인도식으로 먹는다.

# 보약 채소탕

감기 기운 있을 때 다양한 채소로 끓여 먹는 면역력 올려주는
뜨끈한 국물. 밥은 물론 통밀빵과 먹어도 잘 어울린다.

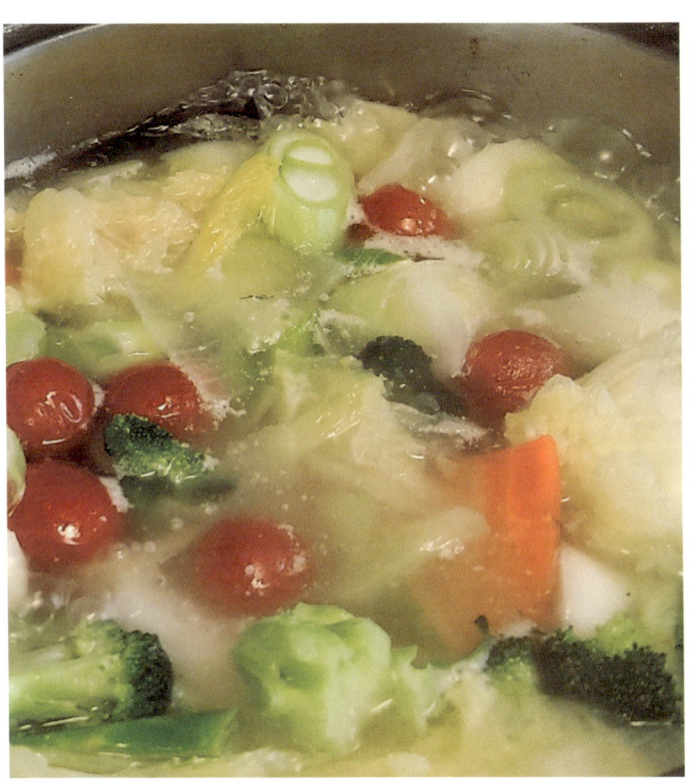

**재료**  감자 4~5개, 양파 1개, 방울토마토, 혹은 그냥 토마토, 마른 표고버섯 2장, 다시마 한 조각, 브로콜리, 파, 셀러리 잎

**만드는 법**

1. 양파를 잘게 썰어 올리브유를 두른 큰 냄비에 투명해지도록 볶는다.

2. 반달썰기로 썰어 준비해 놓은 감자를 냄비에 넣어 양파와 함께 볶는다.

3. 위의 어느 정도 익은 양파와 감자가 푹 잠길 만큼의 생수를 붓는다. 다시마 잎 한두 장과 마른 표고버섯을 잘게 잘라서 넣는다.

4. 국물을 끓이며 소금 약간과 채소 양념 가루를 넣어 간을 맞춘다.

5. 센 불에서 10분 정도 끓이다 약한 불로 줄이며 20분 이상 끓인다.

6. 먹기 좋게 손질한 토마토, 브로콜리, 셀러리 잎도 넣어서 끓인다.

7. 파를 어슷하게 썰어 넣고 마지막에 후추를 뿌려서 완성한다.

8. 먹을 때 개인의 기호에 맞춰 간을 추가할 수 있다.

# 채소찜

아침에 일어나 밤 동안의 공복 후 첫 끼니로 따뜻하게 익힌
채소찜을 먹으며 하루를 시작하는 말랑한 기분.

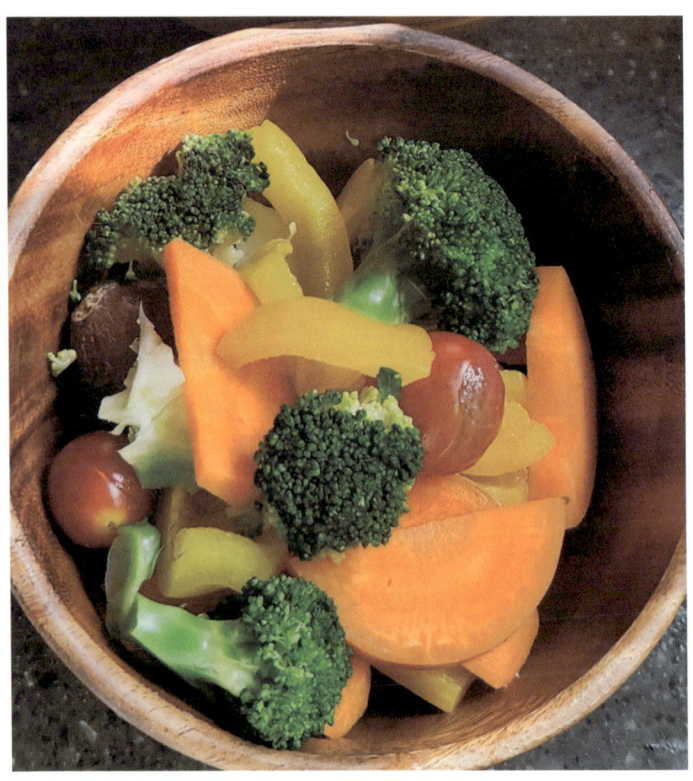

재료　　　브로콜리, 파프리카, 애호박, 감자나 고구마, 양배추, 비트, 표고버섯 등 집에 있는 채소들

만드는 법

1  브로콜리를 비롯한 채소들을 소금물에 3분 정도 담갔다 깨끗이 헹궈서 건져 물기를 빼놓는다.

2  단단한 채소인 감자와 고구마를 익기 쉽게 잘라서 김 오른 찜통에 먼저 올려 찌기 시작한다.

3  20분 정도 익힌 감자와 고구마 옆에 손질해 먹기 좋게 자른 채소를 올려 약 7분 정도 쪄낸다.

4  큼직한 볼에 익은 채소를 골고루 담은 후 두부 마요네즈를 듬뿍 뿌려서 먹는다.

# 아몬드 밀크

고급스러운 아이보리빛의 아몬드 밀크는 부드러운 목넘김은 기본,
식물성 단백질이 풍부해 영양의 균형도 매우 훌륭하다.

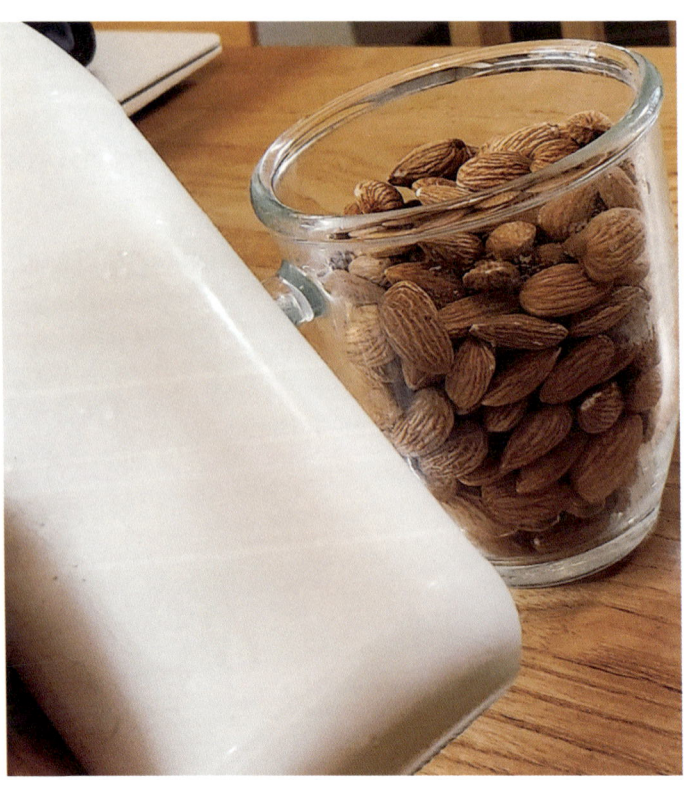

재료   아몬드 1컵, 정수 3컵 이상, 소금 약간, 마스코바도 약간, 기호에 따라 올리브유 약간 첨가

**만드는 법**

1   아몬드는 만들기 하루 전날 물에 담그거나, 끓는 물을 부어 10분간 불린다.

2   껍질이 부드러워진 아몬드를 살살 비비며 껍질을 깨끗이 벗긴 후 씻어 물기를 빼놓는다.

3   부드럽고 하얀 아몬드를 블렌더에 담고 온수 2컵, 정수 1컵, 위의 소금 기본, 취향 따라 나머지 첨가한다.

4   곱게 갈아서 병에 담아 놓고 우유 대신 마신다.

# 두부 마요네즈

계란 노른자, 식물성 기름, 식초가 아닌 '우리 콩 두부, 우리 땅콩버터와 레몬즙'으로 건강하게 먹을 수 있는 완전 채식 마요네즈.

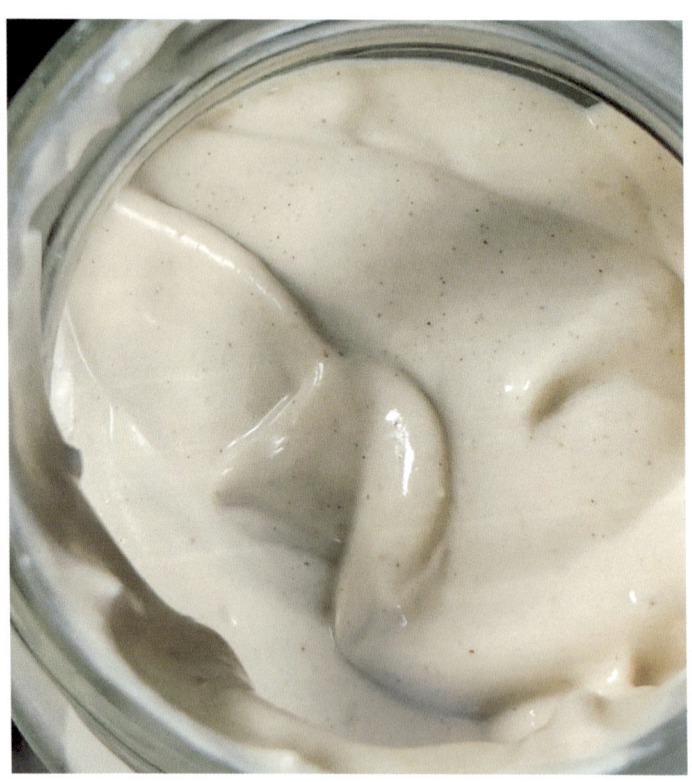

| 재료 | 두부 한 모, 땅콩버터 밥숟가락으로 2~3 큰 술, 알룰로스 조금, 소금 조금, 홀그레인 머스타드 2~3 큰술, 해바라기씨유 약간, 유기농 식초 약간, 레몬 1개를 짜서 넣는다. |

만드는 법

1 블렌더에 이 모든 재료를 넣고 몇 번에 걸쳐서 잘 섞이도록 갈아주면 완성

2 깨끗한 유리병에 담아 두고 가급적 1주일 안에 먹는다.

# 비건 초밥 도시락

빨강 파프리카를 붙인 스시라니!
너무 유니크한데, 맛까지 고급스럽다.

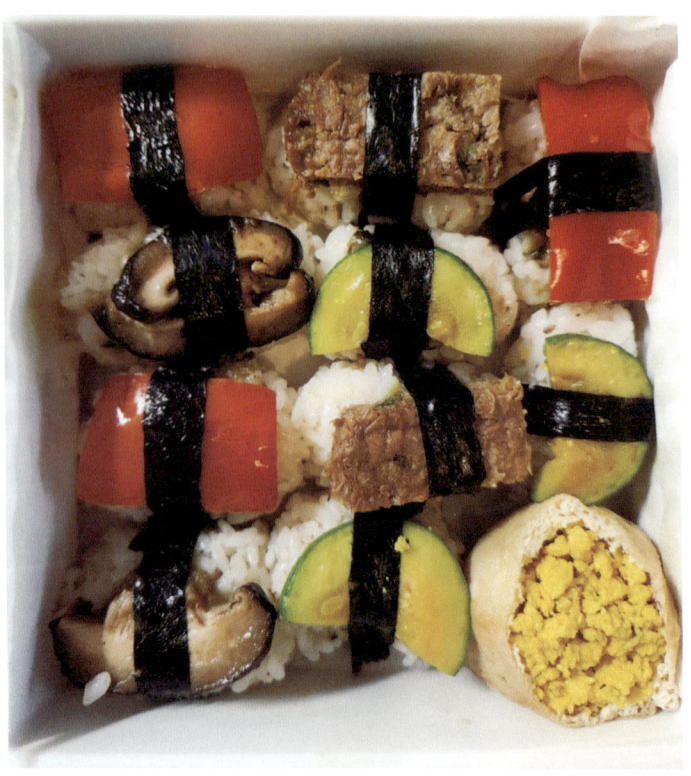

재료   밥, 표고버섯, 빨강, 노랑 파프리카, 애호박, 대체육, 간장, 맛술, 김, 유부, 두부 달걀, 와사비
초밥용 단촛물 : 설탕1 식초1 소금1/2을 저어가며 끓여 식혀 놓는다.

만드는 법

1. 고슬고슬하게 지은 밥에 단촛물을 넣어 밥의 간을 미리 해 놓는다.

2. 표고, 애호박, 파프리카를 초밥 크기에 맞춰 자른 후, 각각 밑간(진간장, 채소가루 양념, 설탕)을 해서 팬에 굽거나, 볶아서 식혀 놓는다.

3. 물기 뺀 두부를 팬에서 잘게 으깬 후 양념과 강황가루를 넣어가며 두부 스크램블을 만들어 놓는다.

4. 끓는 물에 넣어서 기름기를 뺀 유부도 밑간하며 졸여서 식혀 놓는다.

5. 대체육은 불고기 양념을 해서 구워 초밥 크기로 잘라 놓는다.

6. 손에 물을 묻혀 가며 1번 밥 위에 와사비 조금을 찍고 그 위에 준비해 놓은 채소들을 하나씩 붙이며 김으로 둘러서 마무리한다.

7. 준비해 놓은 유부에 1번의 밥을 2/3 채우고 나머지 1/3은 두부 스크램블로 채운다.

8. 와사비 초간장을 준비해서 찍어 먹는다.

# 채식 왕만두 전골

늦가을과 겨울에 자신 있게 추천할 만한 일품요리,
손이 많이 가지만 그만큼의 가치가 있다.

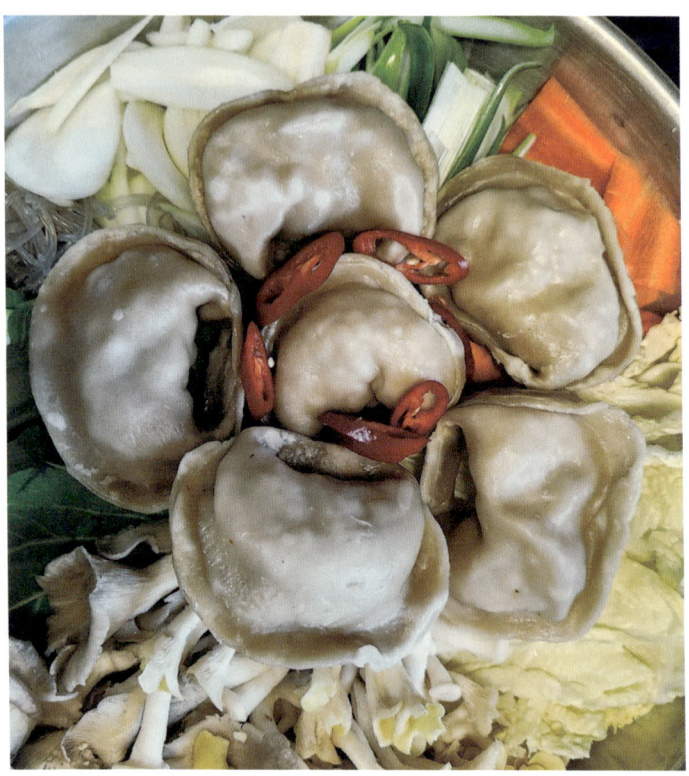

| 재료 | 만두피 : 우리밀 가루, 소금, 올리브유, 물 |
|---|---|
| | 만두소 : 두부, 숙주, 김치, 당면, 갖은 양념 |
| | 전골 채수 : 다시마, 대파 뿌리, 무 |
| | 전골: 배추, 느타리버섯, 청경채, 붉은 고추, 당근, 이름 모를 버섯, 팽이버섯, 당면, 양파 |

**만드는 법**

1. 왕만두는 전골 만들어 먹기 전날에 미리 만들어 놓으면 좋다. 면보에 넣어 물기를 짜낸 두부를 넓은 볼에 담아 으깨고, 잘 익은 배추김치도 물기를 꼭 짜서 다져 넣는다. 채식만두이기에 고기를 제외한 당면, 숙주 등의 재료들을 잘 손질해서 만두 속에 넣고 갖은양념으로 간을 보며 만들어 만두피에 싸서 큼직큼직하게 만두를 빚어 준비해 놓는다. (찜통에 미리 쪄 놓으면 더 간편하다.)

2. 다시마와 대파 뿌리와 무를 넣어 미리 끓여 간을 맞춰 놓은 채수도 준비해 놓는다.

3. 4인 가족 기준의 넓고 높이가 낮은 전골냄비 바닥에 얇게 자른 무와 양파를 깔 듯이 넣고 그 위로 준비해 놓은 각종 채소와 버섯, 당면을 색 맞춰 가며 돌려 담고 마지막으로 왕만두를 모양에 따라 얹고 홍고추를 장식하듯 얹는다.

4. 끓이면서 간을 보며 채수를 보충하고 쪄낸 만두이기에 30분 이내면 완성이 되어 둘러앉아 맛있게 먹을 수가 있다.

# 채소 잔치 잡채

기름은 최대한 적게, 채소는 듬뿍 넣어 만드는 채소 잔치 잡채

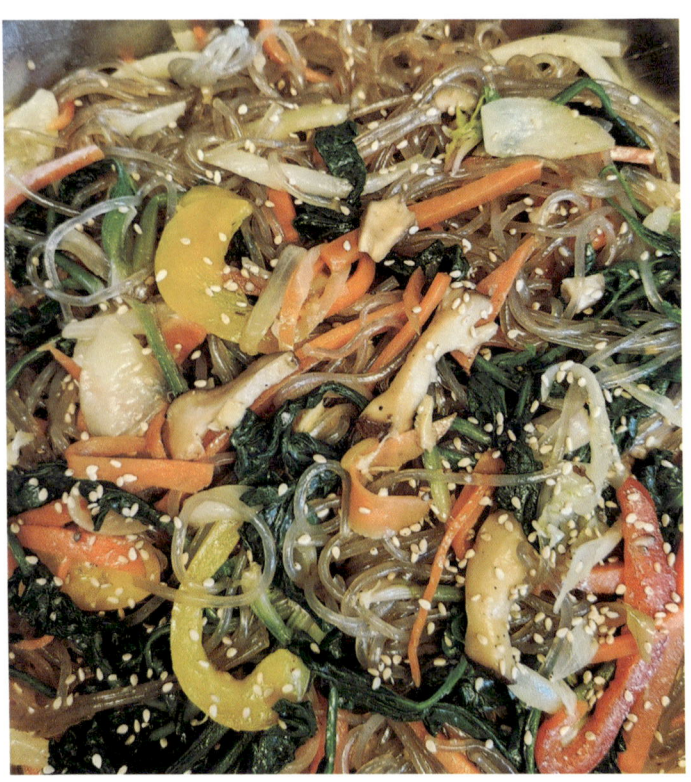

| 재료 | 국산 고구마 전분 당면, 시금치, 파프리카, 느타리버섯, 목이버섯, 당근, 양파, 간장, 설탕, 참기름, 참깨, 후추 |
|---|---|

**만드는 법**

1   당면은 조리 전 1시간 정도 물에 불려 준비한다.

2   당면을 물에 불리는 동안 잡채 속에 들어갈 채소들을 손질한다.

3   시금치는 데쳐서 맛있게 무쳐 놓고, 버섯류와 파프리카, 양파, 당근은 데치거나 그대로 잘 볶아 놓는다. 이때 기름은 최대한 적게 넣고 조리하는 게 잡채 맛이 담백하다.

4   다음으로 불린 당면을 끓는 물에 10분~15분 정도 삶는다. (삶는 중, 면 한 가닥을 꺼내어 벽에 던져서 달라붙으면 잘 익은 것이다.)

5   잘 익은 당면은 냉수에 두세 번 가볍게 헹구어 물기가 빠지도록 체에 건져 놓는다.

6   널찍한 볼에 당면과 준비해 놓은 채소들을 섞은 후 각종 양념, 간장, 후추, 설탕, 참기름, 참깨, 미원 조금을 넣어 맛을 보며 무치면 된다.

# 비건 아이스크림

배스킨라빈스 31 못지않은 천연 과일 비건 아이스크림의 탄생.

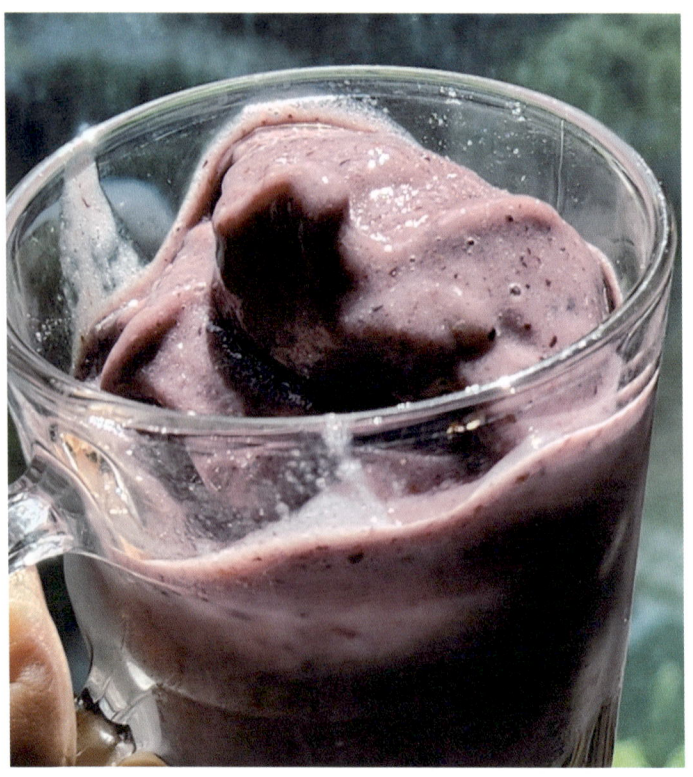

| 재료 | 얼린 바나나, 블루베리, 깨끗이 씻은 레몬 1/3조각, 마스코바도, 쌀요거트 혹은 두유, 오트 밀크 |

**만드는 법**

1   블렌더에 이 모두를 넣어서 갈면 된다.

2   언 과일이 너무 단단해서 블렌더가 멈출 때는 한 번씩 흔들어서 갈면 잘 갈아진다.

# 녹두 부침개

진정한 K푸드의 원조 녹두 부침개, 은근히 단백질이 풍부하다.

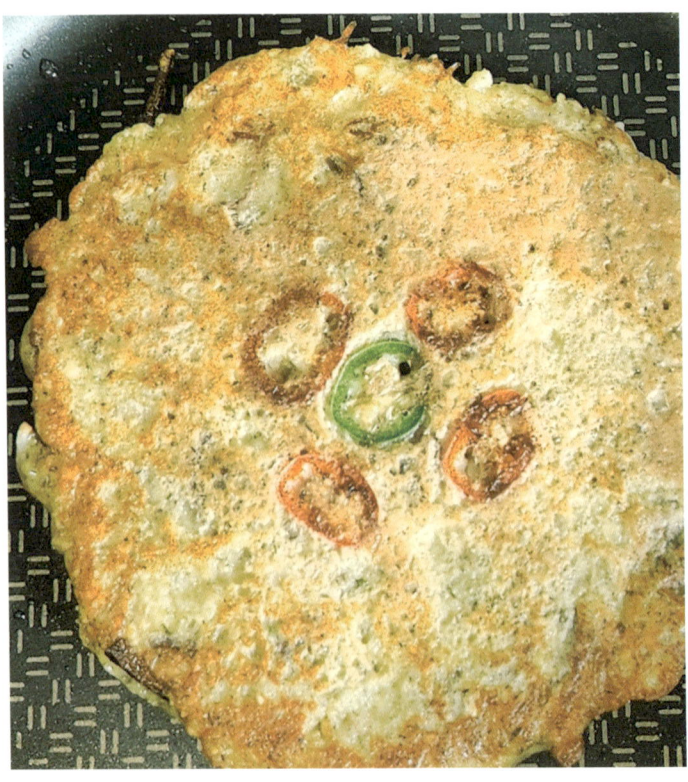

재료    반거피 낸 국산 녹두 500g, 고사리, 숙주나물, 배추김치, 붉은 고추 양념장, 간장, 양파, 깨소금, 식초, 고춧가루

**만드는 법**

1. 녹두를 씻어 한 시간 정도 물에 불린다. 통 녹두에 비해 금방 불어서 조리 시간을 길게 잡지 않아도 된다.

2. 수분을 흡수한 녹두를 블렌더에 넣고 갈 때 적당히 물을 부어 가며 부침개용 반죽을 준비한다.

3. 농도가 너무 묽을 때 부침가루를 조금 첨가해도 되지만, 가능하면 녹두 100% 반죽을 유지한다.

4. 밑간을 심심하게 한 숙주나물과 고사리나물, 수분을 꼭 짠 배추김치를 잘게 잘라서 넣는다. 다 넣고 섞으며 반죽의 간을 본 후, 30분~1시간 정도 두었다가 부치면 반죽이 숙성되어 맛이 더 좋아진다.

5. 팬부터 달군 후 반죽을 한 국자씩 중앙에 떠서 놓은 후 동그랗게 자른 홍고추를 장식한다. 중불에 타지 않고 노릇해지도록 굽고 뒤집는다.

6. 양파를 잘게 썰어 종지에 듬뿍 넣고 간장, 물, 식초, 설탕, 고춧가루, 통깨를 넣어 넉넉한 양의 양념장을 만들어 놓는다.

7. 담백한 양파 양념장을 듬뿍 뿌려가며 맛있게 먹는다.

# 왕 주먹밥 도시락

### 바쁠 때 뚝딱 준비할 수 있는 왕 주먹밥 도시락

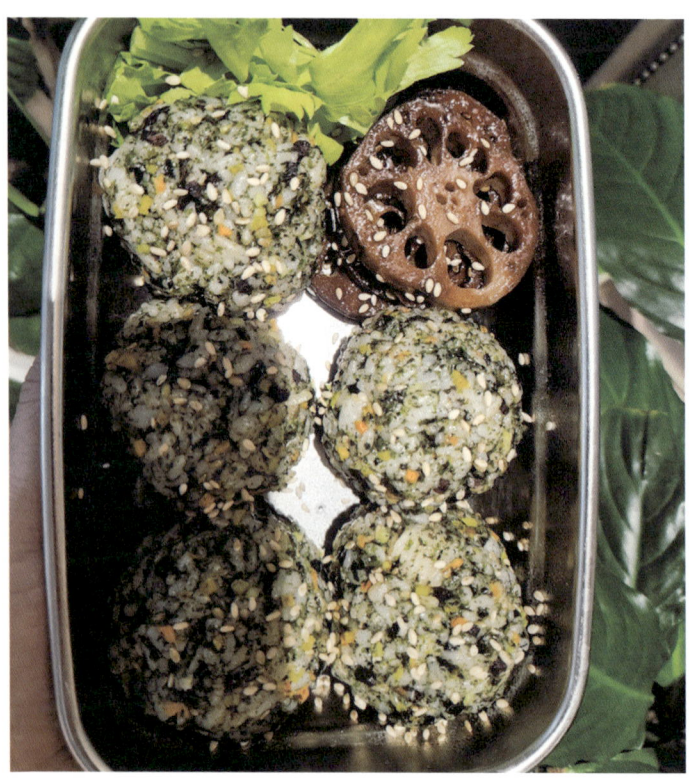

| 재료 | 현미 잡곡밥, 어린이용 채소가루 플레이크, 깨소금, 참기름, 집에 있는 밑반찬(연근, 호박, 오이, 셀러리 잎 뭐든 괜찮음) |

**만드는 법**

1  볼에 밥을 살살 퍼 놓는다.

2  김, 채소, 버섯 맛이 나는 플레이크 중 어떤 것이든 한 봉지를 꺼내 밥에 섞는다. 거기에 집에 있는 참기름, 깨소금을 넣어가며 주먹밥을 만든다. 큼직하게 만들면 금세 도시락통 하나가 채워진다.

3  반찬 몇 가지를 주먹밥 옆에 넣어 도시락으로 싸 준다.

4  후식으로 채소 과일에 비건 마요네즈를 곁들여 함께 넣어 주면 도시락 주인공이 좋아한다.

# 케일 쌈밥

토마토 된장 쌈장과 곁들여 먹는 눈과 입이 즐거운 케일 쌈밥.

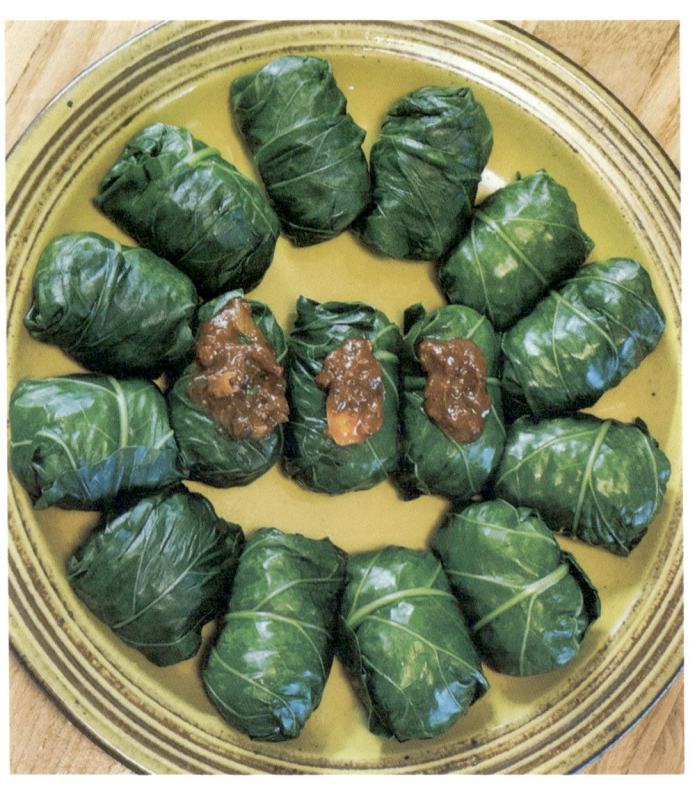

**재료**     밥(흰밥, 현미밥 다 좋음), 깨소금, 참기름, 쌈용 케일 잎, 된장, 두부, 토마토

**만드는 법**

1  밥에 깨소금과 참기름 약간 넣어 딱 심심하지 않을 정도로만 밑간한다.

2  된장에 두부 으깨서 넣고, 토마토 간 것, 알룰로스 살짝 넣어 팬에 볶으며 수분 날려 준 후 통깨를 뿌려 소스를 완성한다.

3  초록색 잎 색깔을 유지하기 위해 끓는 소금물에 케일 잎을 넣어 데친 후 찬물에 헹궈 물기를 빼 놓는다.

4  케일 잎을 펴서 1번의 밥을 쥐어 넣고 2번의 쌈장을 얹어 예쁘게 싸서 완성한다.

5  심심한 물김치나 심심한 콩나물국과 함께 집에서 먹어도 좋고 소풍 갈 때 만들어 가도 간편하고 맛있게 먹을 수 있다.

# 젓갈 없는 김치 속

연시와 연근을 채식 김치 속에 넣으면 깊은 단맛과 함께
담백한 신선함이 느껴진다.

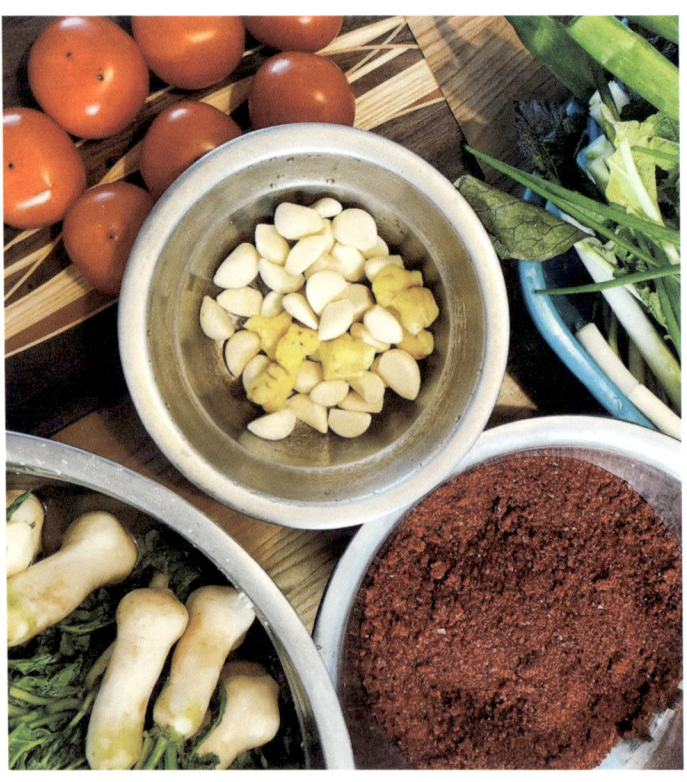

**재료**    배추 4포기, 총각무 3단, 쪽파 한 단, 대파, 갓 1단

김치소 재료 : 고춧가루, 다시마, 양파 3개, 배 1개, 연시 5개, 연근 작은 거 1개, 마늘, 생강, 조선간장, 죽염, 연두

**만드는 법**

1  다시마와 대파 흰 뿌리, 무를 30분 이상 센 불에서 끓이기 시작해 뭉근하게 끓여 식혀 놓는다.

2  식혀 놓은 1번의 채수에 고춧가루를 적당량 뭉치지 않게 풀어 숙성시킨다.

3  양파, 마늘, 생강, 배, 연근, 연시를 믹서기에 갈아 놓는다.

4  갓과 쪽파, 대파를 적당한 크기로 잘라 놓는다.

5  2번의 숙성시켜 놓은 고춧가루 채수 물에 3의 채소과일 간 것과 4번과 잘 섞으면 김치 속이 완성된다.

6  잘 절인 배추와 총각무와 김치통을 준비해 놓는다.

7  절인 배추 한 포기 겹겹 사이사이에 김치 속을 채워서 김치통에 담는다.

8  절여진 총각무에도 김치 속을 섞어서 잘 버무려 시래기로 감싸 김치통에 담는다.

9  김치가 통에 가득 채워지면 김치가 국물에 잠기도록 눌러 담고 우거지로 맨 위를 덮어 마무리한다.

# 채수 된장찌개

채수 된장찌개에 잡곡밥 한 공기면 영양과 다이어트를
둘 다 잡는 든든한 한 끼.

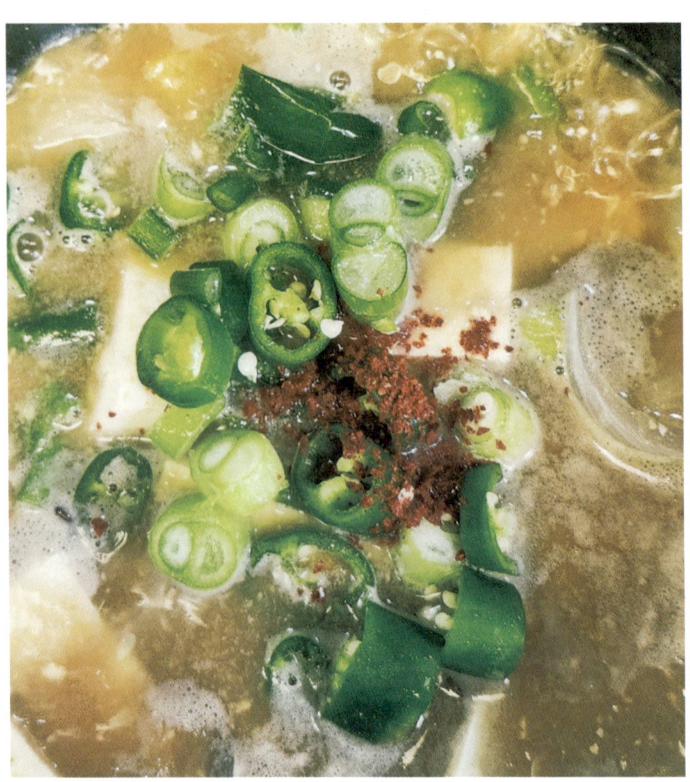

**재료**  속 쌀뜨물, 된장, 마른 다시마 자른 거 한두 장, 표고버섯(없어도 무관함) 애호박, 양파, 두부, 마늘, 대파, 고춧가루, 채소가루 양념

**만드는 법**

1  쌀뜨물을 냄비에 붓고 잘라 놓은 마른 다시마(손바닥 크기 정도) 한 장을 넣어 다시마가 흐물흐물해질 때까지 푸르르 끓인다.

2  흐물해진 다시마를 건져낸 후(건진 다시마를 작게 잘라 된장에 넣어도 괜찮다) 양파와 애호박을 썰어 듬뿍 넣는다.

3  다시마 넣어 끓여 낸 쌀뜨물 속에서 한소끔 야채들이 어울려 끓고 난 후에 불을 줄이거나 잠시 끄고 된장을 푼다. 간을 보며 짜지 않도록 알맞게 풀어야 한다.

4  보글보글 끓이며 이제 무른 재료인 두부를 잘라서 듬뿍 넣는다.

5  두부까지 어울려 잘 끓여 낸 후 다진 마늘과 대파의 흰 뿌리를 포함해 듬뿍 넣는다.

6  고춧가루 약간 뿌리고 경우에 따라 미원을 조금 넣는다. (된장에 미원 약간은 감칠맛을 내준다.)

# 미역 샐러드

겨울 식탁 위에 피어나는 초록의 꽃, 바다 채소 샐러드.

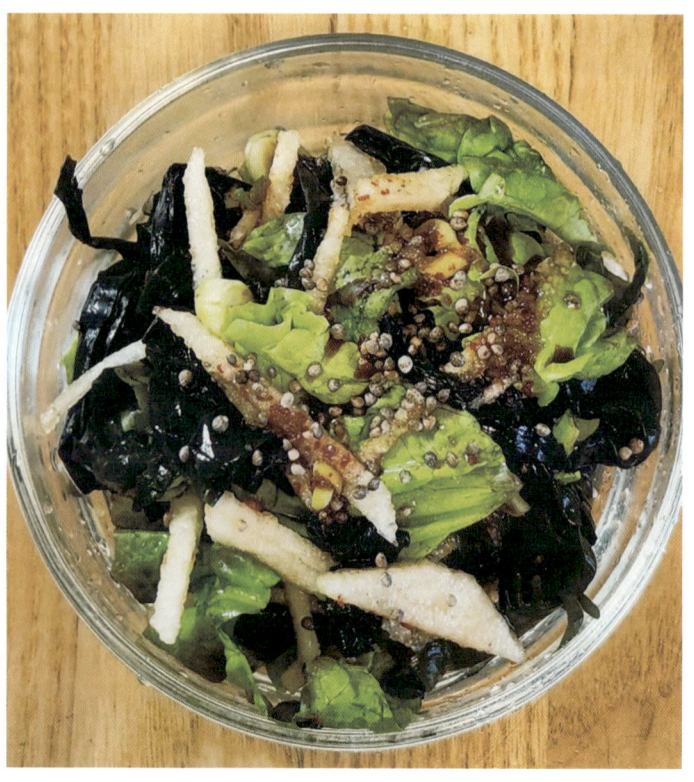

재료  미역, 배, 상추, 진간장, 식초, 마스코바도, 고춧가루, 다진 마늘, 통깨나 들깨

만드는 법

1 물에 담가 소금기를 뺀 후 부드러워진 미역을 끓는 물에 데쳐 차가운 물에 헹구어 물기를 빼 놓는다.

2 물기 쏙 빠진 미역을 먹기 좋은 크기로 잘라 놓는다.

3 미역을 준비하는 동안 그날 냉장고에 있는 야채들, 이날은 상추를 씻어 잘라 놓았다.

4 배도 채 썰어 놓는다.

5 샐러드 소스의 배합은 진간장에 식초, 마스코바도, 고춧가루, 다진 마늘과 통깨를 넣어 완성한다. (참깨 아닌 들깨도 괜찮아요.)

6 믹싱 볼에 준비한 2번과 4번과 5번을 넣어 채소와 미역이 잘 섞이도록 잘 버무리면 된다.

## 참고한 도서와 영상

이 책에 녹여낸 건강 및 의학, 기후위기, 동물권, 채식인에 대한 정보는 아래의 책들과 웹사이트에서 도움 받았음을 밝힙니다.

- 『어느 채식 의사의 고백』 (2011), 존 맥두걸, 사이몬북스
- 『동물을 먹는다는 것에 대하여』 (2011), 조너선 사프란 포어, 송은주 역, 민음사
- 『월드 피스 다이어트』 (2013), 윌 터틀, 김재성 역, 황소자리
- 『존 로빈스의 음식혁명』 (2011), 존 로빈스, 안의정 역, 시공사
- 『밥상을 다시 차리자』 (2014), 김수현, 중앙생활사
- 『아무튼 비건』 (2018), 김한민, 위고
- 《수프림 마스터 티브이》 유명한 채식인 (웹사이트)

알아두면 좋을 채식과 건강/동물/환경 관련 정보들 중 일부

- 《채식한끼》 (앱)
- 《베지닥터》 (vegedoctor.org, 웹사이트)
- 『조금씩 천천히 자연식물식』 (2021), 이의철, 나들북
- 《What the health》 (몸을 죽이는 자본의 밥상) (2017, 다큐)
- 『우리는 왜 개는 사랑하고 돼지는 먹고 소는 신을까』 (2011), 멜라니 조이, 노순옥 역, 모멘토
- 《수라》 (2023, 영화), 황윤
- 《비건 페스티벌 코리아》 (국내 최초 비건 축제)
- 《사단법인 유기농 문화센터》 (앱: 온, 오프라인 유기농 채식교육)
- 《베지로드》 비건 채식 맛집 가는 길 (앱)
- 《Dominion》 (지배) (2018, 다큐)
- 《Cowspiracy》 (소에 관한 음모) (2014, 다큐)
- 《Christspiracy》 (2024, 영화)